QIGONG DES 5 COULEURS

HARMONISER LES 5 ÉNERGIES

GÉRARD EDDE

DRAGON CÉLESTE - GÉRARD EDDE

L'AUTEUR

Né en 1947, Gérard Edde, de nombreux voyages professionnels en Asie du Sud-Est lui ont permis de découvrir l'ensemble des méthodes thérapeutiques de l'Extrême-orient, Il a complété sa formation avec plusieurs grands professeurs orientaux : les docteurs Vasant Lad et Trivédi pour l'Ayur-Veda, le docteur Lu pour la thérapie chinoise et le lama-médecin Trogawa Rimpoche pour la médecine tibétaine. Il a également rencontré les plus grands chercheurs en médecine traditionnelle, tels le docteur Bhagwan Dash (Inde), le docteur Motoyama (Japon) et le docteur Wu Wei Ping (Taïpeh 1981).

Gérard Edde est diplômé du *North American College of Chinese herbalism* (Vancouver), de la Chiansi University (Taiwan) et membre de la *North American association of acupuncture* (Chicago). Professeur diplômé en Pratiques Thérapeutiques Taoïstes Quanzhen Longmen (31ème génération).

Au sein de plusieurs associations, il enseigne les thérapies orientales au public français, par des stages et formations. Membre de la Société des Gens de Lettres depuis 1981.

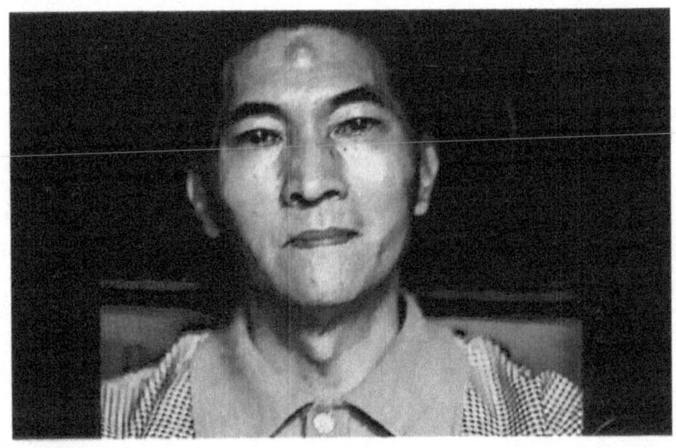

Sifu Yié Tsaï Yang

AVERTISSEMENT

Ces textes sont présentés comme une information dont la pratique ou l'utilisation reste sous l'entière responsabilité et compétence du lecteur.

Ni l'auteur, ni l'éditeur n'assument une quelconque responsabilité au sujet des techniques et méthodes exposées dans cet ouvrage.

Les conseils rapportés ici ne peuvent en aucun cas remplacer un avis médical avisé.

PROLOGUE

« *Lorsque le Qi l'unité cosmique se divise, le
grand Dao prend une forme physique et se
sépare en deux manifestations. Une fois que
les deux forces régissent leurs domaines, le
grand Dao s'incarne en cinq empereurs. Les
cinq empereurs qui règnent sur leur
différentes sphères, chacun protégeant une
direction; les cinq directions ont un Qi
particulier, chacun veillant sur un organe.* »
Lingbao Bifa

CHAPITRE 1

LE MYSTÈRE DES COULEURS

LUMIÈRE, ÉNERGIE ET MATIÈRE

*« Dans la création originelle intervient une
lumière positive qui agit en maître d'œuvre.
» (Le Secret de la fleur d'or, Lu Zi)*

Du point de vue de la science, au niveau le plus fondamental, la lumière est constituée de photons. Une expérience de physique nucléaire peut nous renseigner sur la nature essentielle de la lumière : si l'on projette un rayon cosmique (constitué de photons) sur un environnement de noyaux atomiques lourds, les photons semblent se dédoubler en un couple antagoniste électron-positon. Cette expérience, quelque peu simplifiée dans son exposé, montre que l'énergie - le photon - se manifesterait en matière. Ce point montre que la lumière peut influencer la matière de façon indubitable. Bien sûr, nous sommes loin d'une explication exhaustive du processus de guérison par les couleurs employé dans les civilisations du monde entier.

La matière serait en quelque sorte une lumière cristallisée comme semblent le penser maintes traditions d'Extrême-Orient. Cependant le phénomène de la manifestation des couleurs est loin d'être aussi simple qu'il n'y paraît.

Si nous posons la question à un physicien, il prétend que ce phénomène est maintenant bien cerné du point de vue scientifique. Mais différentes disciplines scientifiques peuvent donner des réponses bien différentes :

- Pour le physicien la couleur est une longueur d'onde ;
- Pour un médecin physiologiste la couleur est une transformation d'une énergie électromagnétique vers une énergie électrochimique ;
- La neurophysiologie ira plus loin et s'intéressera à l'influence de la couleur sur le cerveau ;
- Un chimiste considérera « froidement » la couleur comme une modification bien matérielle appréhensive au niveau des éléments ;
- Un psychologue intégrera la couleur dans un paysage social et y cherchera une signification émotionnelle ;
- Un artiste cherchera dans telle ou telle couleur une expression esthétique ;
- Enfin, un sage ou un voyant utiliseront la couleur comme vecteur vers des états de conscience plus subtils et plus profonds.

LUMIÈRE ET CONSCIENCE

Nous tentons ici de démontrer qu'il existe une interrelation étroite entre les vibrations colorées, l'énergie et la conscience. Quelques faits scientifiques troublants viennent corroborer

cette idée défendue par le thérapeute des médecines traditionnelles et spirituelles :

- Selon la théorie des quanta, l'espace « vide » n'est pas
  réellement vide, mais il contient une quantité
  importante d'énergie électromagnétique nommée
  énergie du point zéro ou ZPE (*Zero-point-energy*). Ce
  point zéro désigne en fait l'absence de phénomène
  thermique. Cette énergie a été mise en évidence par
  diverses manifestions atomiques et chimiques ;
- Selon Andreï Berezin de l'université de Princeton, la
  conscience et l'environnement interagissent. Cette
  théorie développée à partir de celle de Heitler et
  London montre que la conscience peut influencer un
  processus matériel prenant pour support une vacuité
  physique. Il existe ainsi une résonance entre la matière
  et la conscience capable de produire des « anomalies »
  dans un processus purement physique ;
- Selon Edward G. Brame, les énergies de guérison ont
  un effet concret sur la structure de l'eau. Le D^r
  Bernard Grad de l'Université McGill a montré le
  premier une modification du spectre visible entre une
  eau « traitée » et une eau non traitée. Cette expérience
  fut rapportée en 1965. Des expériences plus récentes
  montrent des modifications structurelles au niveau des
  molécules de liquides.

PHYSIQUE DE LA LUMIÈRE

La lumière passionne les chercheurs de notre siècle, voici
quelques données succinctes sur le phénomène physique de la
lumière :

La perception des couleurs : la couleur est une sensation qui est suscitée quand la lumière frappe la rétine de l'œil. La perception des couleurs dépend des différents degrés par lesquels diverses longueurs d'onde de lumière affectent l'œil.

La lumière : la lumière est une radiation électromagnétique dans la gamme des longueurs d'onde comprises entre 0,4 et 0,7 micron. On peut dire aussi que la lumière est la réponse visuelle à la radiation électromagnétique dans cette gamme. La lumière est caractérisée par une longueur d'onde, par un degré de polarisation, par une qualité directionnelle ou géométrique, par une intensité, et enfin par un degré de cohérence. Toutes ces caractéristiques représentent l'état actuel de la recherche sur la lumière et les couleurs. Elles sont chacune fort complexe et nécessitent pour leur bonne compréhension des bases solides en physique qui dépassent le cadre de ce livre.

Retenons que la lumière est un phénomène complexe comportant de nombreux paramètres mesurables.

Le photon : la particule unitaire de base de la lumière est le photon, qui associé à une longueur d'onde est déterminé par la somme d'énergie qu'il contient. En bref, le photon est une particule d'énergie lumineuse ! Dans une onde colorée simple, les photons ont tous la même énergie et vibrent donc à la même fréquence. Ils vibrent ainsi sans interférence, ce qui démontre un degré élevé de cohérence. Par la diffusion de la lumière (formée de plusieurs couleurs) est plus aléatoire, on peut comparer ce phénomène lumineux aux vagues d'un océan. À l'exception de la lumière solaire et de celle des constellations, la lumière est en fait le résultat de changements dans la structure électronique d'atomes et molécules absorbant et réfléchissant l'énergie.

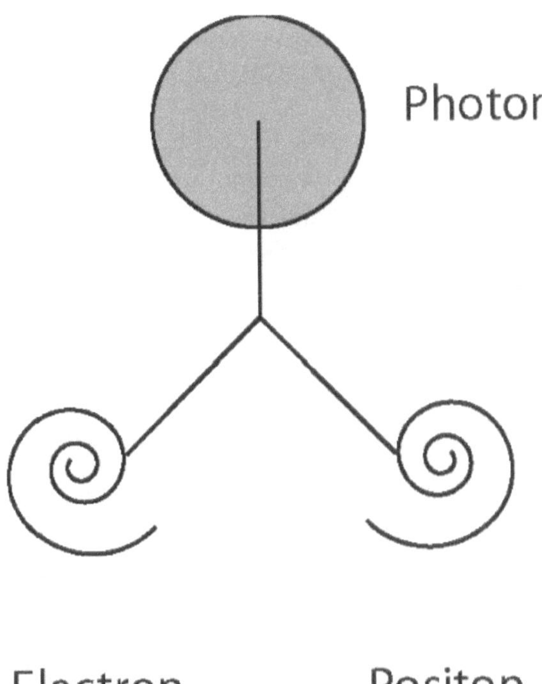

Le photon : matière et énergie

La lumière électrique artificielle : la lumière électrique incandescente a pour source lumineuse la chaleur qui résulte de la résistance du filament au courant électrique (qui résulte lui-même de la libération d'énergie chimique). Les atomes et molécules gagnent une énergie cinétique (de mouvement), qui est réalisée par un accroissement du nombre de collisions des particules.

Le laser : le laser peut être considéré comme un tube creux accordé à la longueur d'onde de l'émission de photons. Le procédé peut être visualisé comme une suite de vagues réfléchies entre les deux extrémités du laser. La portion de la lumière qui s'échappe de l'extrémité est hautement monochromatique, avec une longueur d'onde cohérente. Le laser n'émet ainsi qu'une seule couleur.

Le colorimètre : le colorimètre est un instrument électrique ou optique, qui compare, définit ou mesure les couleurs et leur intensité à l'aide d'une cellule photoélectrique ou par comparaison de modifications chimiques. On l'emploie dans l'imprimerie et la chimie.

EFFETS SUR LA SANTÉ : ÉTUDES EN CHINE ET AU JAPON

Une équipe d'ophtalmologistes de l'hôpital de Guangxi observa cet étrange phénomène : pendant et après l'application de traitement par acupuncture, la perception des couleurs se modifie chez la plupart des patients, passant en particulier du blanc au vert !

À l'hôpital de médecine traditionnelle du Yunnan, une équipe de recherche a mis au point une méthode de diagnostic efficace consistant à colorer les points énergétiques de l'oreille et à observer l'apparition de modifications chromatiques sur la peau.

Mais la plus grande confirmation que pouvait recevoir l'énergétique chinoise fut la découverte de la luminescence des points d'acupuncture par ce même collège du Yunnan, mise en évidence par l'application de courants à haute fréquence. Le collège du Yunnan conclut à une électroluminescence des points d'acupuncture majeurs. Pour résumer simplement, on considère maintenant que ces points émettent une lumière spécifique, ce qui confirme nombre de méthodes utilisées par les taoïstes de la Chine ancienne.

Le Dr Zhong Chuan-Yuan de l'hôpital Xuanwu à Pékin a effectué de nombreuses expériences employant les huit méridiens curieux de l'acupuncture pour montrer les qualités du Qi (énergie vitale) en rapport avec la lumière. Il a démontré les propriétés suivantes qui corroborent le bien-fondé de la méthode des cinq couleurs de guérison exposée au chapitre suivant : les méridiens d'acupuncture sont fluides et lumineux, ils sont *éclairés* par le Qi. Celui-ci s'écoule lentement entre les tissus de la peau, les muscles, les tendons et les organes. Quand il est stimulé par une aiguille d'acupuncture, le point se met à briller comme une étoile interne et la circulation de l'énergie s'accélère.

Les méridiens (Jing Luo) manifestent des couleurs différentes.

- Pour les quatre bras, la couleur des méridiens est bleue ; à l'intérieur du corps,
- Les branches internes sont rouges, bleues ou jaunes ;
- Les points de connexion (*Luo*) peuvent être bleus ou pourpres (bleus à l'intérieur et rouges à l'extérieur) ;
- Au sommet du crâne (*Bai Hui*), les lumières sont pourpres et tournent comme des « tornades lumineuses » ;
- les points d'ouverture des méridiens curieux sont rose-pourpre ;
- Le Chong Mai ou Canal Central (la *Kundalini-Sushumna* des tantriques) est semblable à un tuyau en cristal rouge.

AU JAPON

Yoshio Manaka fut un poète, un artiste, un universitaire, un médecin et surtout un guérisseur. J'ai eu le bonheur de le rencontrer à Tokyo en 1981, lorsqu'il achevait ses travaux sur le décodage médical du Yijing (Livre des mutations).

Il avait découvert la relation entre les couleurs et la stimulation négative et positive (Yin et Yang) des points d'acupuncture.

Bien qu'il ne soit pas question ici de détailler ses recherches passionnantes sur les couleurs, notons cependant qu'il attribuait au Yang (activation) la couleur rouge et au Yin (inhibition), la couleur verte.

COULEURS DE GUÉRISON : LES UTILISATIONS

La chromothérapie s'exprime ainsi par des méthodes diverses utilisant différents appareils ou objets, ou s'appuyant sur le simple support de l'esprit : la visualisation.

Les enseignements traditionnels privilégient les méthodes simples et les visualisations, tandis que les modernes préfèrent l'usage d'appareils électroniques. Sans vouloir dresser le sommaire de toutes les techniques existantes en voici une liste non exhaustive :

- Pose de feuilles ou de foulards de couleurs sur certaines zones, par exemple les centres d'énergie ;
- Collage de points de couleurs, ou dessins de couleurs au crayon, sur des points d'acupuncture ou de digitopuncture ;
- Port de vêtements aux couleurs choisies, surtout les chemises, blouses, foulards, la lingerie et éventuellement les chapeaux ; • port de bijoux ou de cristaux en contact direct avec la peau ;
- Emission de rayons colorés sur les points d'acupuncture
- Lunettes teintées
- Utilisation de vitraux
- Visualisation de lumières colorées

- Exposition devant des lampes colorées de diverses intensités ;• consommation d'eau de source irradiée par la couleur (par exemple, une bouteille teintée exposée pendant toute une journée au soleil)
- Choix conscient de certains aliments selon leur couleur (on doit ainsi manger, autant que possible, aussi bien de la salade rouge que de la salade verte, jaune ou blanche ; une diversité des couleurs dans l'alimentation contribue à une harmonisation naturelle)
- Peinture libre des couleurs (dessins d'expression - art-thérapie) pour voir et reconnaître directement la vibration de l'esprit du moment
- Utilisation de l'environnement direct (tapisseries, tapis...)
- Utilisation de l'environnement naturel (forêts, cimes neigeuses, océan...)
- Exposition au soleil ou à la lune
- Visualisation de couleurs – mentalement ou en méditation.

CHAPITRE 2

LA DAME DU MONT AUSTRAL ET LES 5 COULEURS DE GUÉRISON

«De même que la lumière du ciel et de la terre
emplit l'univers, la lumière d'un seul être
s'étend aussi naturellement aux cieux et
embrasse la terre.».
Le Secret de la fleur d'or, Lu Tsou.

Ce chapitre et le suivant constituent le corps de ce livre et son application pratique. Ils exposent une ancienne méthode d'harmonie des énergies par les couleurs : *Shangqing Gong des 5 éléments*. Cette ancienne technique d'auto-soin s'appuie sur les bases éprouvées de la médecine traditionnelle chinoise et sur les conceptions spirituelles de la voie du Tao.

LA DAME DU MONT AUSTRAL

La création de cette pratique énergétique est attribuée à Wei Huacun (252 - 334), la *Dame du Mont austral*, une taoïste de la dynastie Jin considérée par l'école Shangqing ou *Pureté suprême* comme matriarche fondatrice, car elle fut la première à s'attribuer la transmission par des *immortels* des textes de l'école.

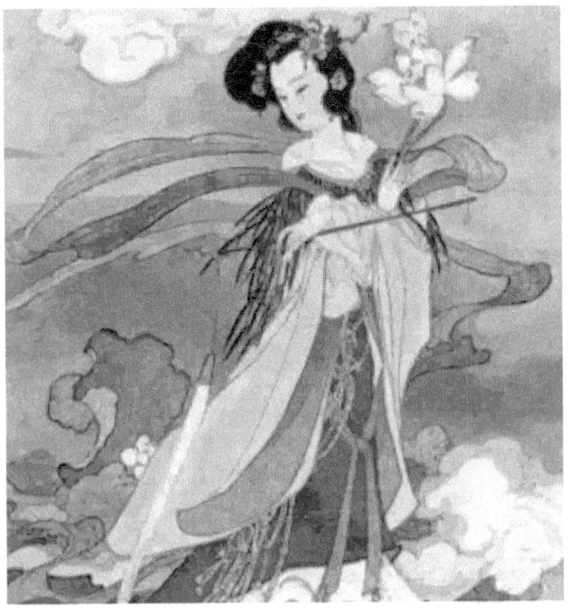

Dame Wei

Les pratiques de Shangqing, essentiellement individuelles à la différence de celles de l'école des *Maîtres célestes* ou du courant Lingbao, négligent les rituels collectifs et les talismans exorcistes. Pour atteindre l'immortalité, la méditation, la visualisation, l'extase, les techniques de respiration et de Qigong Daoyin sont préférées à la magie.

Wei Huacun issue de l'aristocratie a étudiée dès son plus jeune âge les œuvres de Laozi et Zhuangzi. Elle fut mariée jeune contre son volonté par ses parents dont elle eut deux fils. Après leur éducation elle repris ses études et pratiques taoïstes.

On considère qu'elle fut a l'origine des méthodes de visualisation du *Classique de la Cour Jaune*. En bref toute méthode impliquant la visualisation des couleurs liées aux organes internes, des sons du guérison (les six ou cinq sons) et le sourire intérieur devrait être attribué à ses révélations, elle même basées sur ses nombreux contacts avec les *immortels*. L'école Shangqing est décrite comme une forme "mystique" de la voie taoïste, le corps humain y est perçu comme un microcosme reflet des énergies de l'univers.

La pratique de cette méditation sert alors de support au Qigong (*Neigong*) qui en découle. Nombre d'écrivains et de poètes chinois furent inspirés par la qualité et la subtilité des écrits de cette école taoïste.

Les méditants taoïstes utilisaient des visualisations précises de couleurs et de lumières pour raffiner leur énergie. Par exemple, les adeptes de l'école taoïste de Shangxing effectuaient des ablutions avec de l'eau exposée longuement au rayonnement des étoiles. Dans le *Huainanzi*, il est fait référence à des purifications effectuées avec de l'eau exposée aux rayons des constellations.

Dans le traité plus moderne du *Secret de la fleur d'or*, la lumière d'or est une allégorie représentant l'éveil spirituel :

« La fleur dorée est lumière. De quelle couleur est la lumière ? Elle est symbolisée par la fleur dorée contenant le mot lumière. C'est la véritable énergie des immortels célestes, absolument unifiée [1]. »

D'un point de vue concret, de nombreuses méditations font appel à l'énergie et à l'essence des étoiles pour saturer telle ou telle partie du corps. Cette essence lumineuse est en fait mélangée à la salive sublimée sous la forme d'un nectar semblable au miel et avalée selon différentes méthodes.

Dans le « traité sacré du soleil et de la lune », le méditant absorbe les couleurs et rayons du soleil et s'en enveloppe le corps jusqu'à ressentir une lumière intérieure. Ce même traité va jusqu'à prétendre que l'on acquiert ainsi un teint resplendissant et une aura lumineuse.

En fait, ici le terme « illuminé » prend une tournure presque triviale. Comme nous le verrons plus avant, ces méditations constituent certainement le moyen le plus habile d'utiliser les couleurs de façon efficace et harmonieuse.

De nombreuses méditations traditionnelles chinoises s'appuient ainsi sur la visualisation de couleurs intégrées dans une imagerie stellaire, en voici quelques exemples :

- absorber l'essence du soleil et de la lune : travail fondamental de visualisation au niveau originel des énergies Yin et Yang ;
- faire pénétrer les deux luminaires dans le corps : visualisation s'appuyant sur une conception cosmique du corps traversé par les énergies lunaires et solaires ;
- le voyage dans les étoiles : voyage de la conscience dans un monde stellaire symbolique et énergétique ;
- se baigner dans la lumière pourpre de l'étoile polaire : cette visualisation développe les capacités d'éveil et d'intuition ;
- le *retour* vers la lumière ;
- le voyage dans le palais du lapis-lazuli : travail ésotérique lié au mandala taoïste.

SPHÈRES DE LUMIÈRE

L'énergie des différentes sphères se condense à travers l'être humain (poussière d'étoile comme le disent certains taoïstes) et circule dans les canaux grossiers et subtils. Si cette lumière n'est pas bloquée, elle provoque naturellement un contact avec le Tao et elle maintient l'esprit de réalisation. Par contre, les émotions paroxystiques et les obscurcissements intellectuels bloquent cette énergie, et l'esprit de réalisation quitte l'être, on parle alors des âges sombres et de l'extinction de la lumière intérieure.

Dans cette conception de l'univers, la couleur et la lumière précèdent le langage et la parole. La source de cette lumière primordiale s'appelle la « Lumière d'or » ou le « Chariot d'or », en référence aux mélanges des couleurs pures et lumineuses et à la constellation du Grand Chariot. On désigne aussi cette lumière d'or sous le nom de Yang originel ou Yang pur.

Les taoïstes divisent cette énergie pure de la lumière en neuf couleurs pures, expression de neuf royaumes ou sphères d'influence. Cette classification s'appuie sur le *Yi Jing*. Cette spirale d'énergie Yang des neuf royaumes s'enroule autour de la femme de Jade et représente la force Yin de manifestation, symbolisée par le chiffre six.

Dans ce ballet de couleurs et mélanges se forment harmonieux et ou non les différentes figures de l'énergie et de la matière. Cette danse de l'énergie finit par perdre son impulsion originelle et se cristalliser sous l'influence du Yin. La couleur perd alors sa luminosité et sa transparence.

Cette description peut paraître très symbolique et pure spéculation mystique, cependant toute la médecine chinoise ancienne repose sur cette conception. Cette énergie cosmique primordiale est relayée par les constellations et, à notre niveau, par les radiations subtiles et grossières des corps célestes proches de nous : les planètes, le soleil et la lune...

Pour les taoïstes, ces couleurs subtiles, messages de la réalité ultime, ne sont pas les couleurs grossières et ordinaires que nos yeux perçoivent. Pas plus qu'elles ne sont situées à la limite de notre spectre visible dans l'ultraviolet et l'infrarouge. En fait, la perception de ces couleurs ne peut être appréhendée que par notre vision dans l'état de quiétude, la vision spirituelle ou le Zi des taoïstes.

Si nous étudions les anciennes civilisations de notre planète, nous nous apercevons qu'elles ont toutes eu ce genre de conception globale du monde sous de visions : les Amérindiens, les Polynésiens, les aborigènes et plus près de nous les Celtes.

LE TAO DES 5 COULEURS

La somme taoïste du VIème siècle, le *Wu-Shang Pi-Yao*, nous montre l'intérêt porté par les taoïstes aux cinq couleurs fondamentales et leur valeur fondatrice :

> *« Le monde naît de la grande vacuité alors que*
> *l'univers n'est pas encore éclairé... ensuite,*
> *les cinq souffles se mettent à circuler et les*
> *cinq couleurs à illuminer les cinq directions.*
> »

S'appuyant sur la théorie des cinq éléments (le bois, le feu, le métal, l'eau et la terre), les taoïstes considèrent ainsi que les cinq couleurs fondamentales constituent l'essence des éléments dans leur forme la plus subtile. Ces couleurs nourrissent les organes principaux :

La couleur verte nourrit le foie

La couleur rouge nourrit le cœur

La couleur jaune nourrit la rate

la couleur blanche nourrit les poumons

La couleur bleu foncé nourrit les reins

C'est pourquoi de nombreuses méthodes de méditation de longue vie taoïstes s'appuient sur la visualisation de ces cinq couleurs. L'introduction de la théorie des cinq éléments vitaux en Chine est attribuée à Zhou Yen (Trois siècles avant notre ère). Le sage taoïste Lu Dong Bin déclarait :

> *«En terme d'énergie, la nature de l'eau correspond à la sagesse, celle du feu à la bienveillance, celle du bois à la créativité et à la gentillesse, celle du métal à la justice et celle de la terre à la loyauté et à la stabilité affective. Chez un être équilibré ces cinq natures émotionnelles sont en parfaite harmonie et se génèrent l'une l'autre... On nomme cela l'équilibre subtil des cinq éléments.»*

Le grand chirurgien impérial chinois Hua To précisait en ces termes l'importance des cinq éléments :

> *« Le Yin et le Yang sont le pivot du Ciel et de la Terre et les cinq éléments décident du commencement et de la fin du Yin et du Yang... Les êtres humains sont générés par les cinq éléments en un flux continu et ordonné. »*

L'utilisation des couleurs dans la guérison remonte, en Chine, aux premières écoles taoïstes. Parmi elles, l'enseignement du *Joyau spirituel*, ou *Lingbao*, intégra très tôt les correspondances des couleurs de la cosmologie traditionnelle.

D'un point de vue mystique, l'adepte taoïste devait purifier ses souffles et les remplir de lumières, comme l'atteste cette citation du *Wu-Shang Pi-Yao* :

> *«Les souffles lumineux feront rayonner celui qui*
> *a son nom inscrit dans un palais céleste.»*

La théorie des cinq éléments est évidemment très ancienne et aurait été énoncée en Chine bien avant les théories astrologiques ou médicales. On la retrouve dans certains ouvrages antiques comme le *Shu Jing* (*Classique des archives antiques*), mais on n'y trouve aucune allusion dans le célèbre *Yijing* (*Livre des mutations*).

Selon le *Neijing*, les cinq éléments sont reliés entre eux dans cet ordre : le métal engendre l'eau, qui engendre le bois, qui engendre le feu, qui engendre la terre...

Le *Neijing* précise :

> *« La vie est réglée par les cinq mouvements*
> *symbolisés par les cinq éléments, et les*
> *influences qui la gouvernent sont au nombre*
> *de trois : le ciel, la terre et l'homme. Ne pas*
> *comprendre ce principe, c'est s'exposer aux*
> *atteintes des influences pernicieuses. C'est le*
> *secret de l'origine de la vie et de la longévité.*
> *»*

Il existe des explications à cette théorie, nous n'en ferons pas une étude détaillée. Toutefois, très succinctement, le feu donne des cendres (terre), le bois donne le feu (dans les anciennes civilisations, le feu était obtenu en frottant des morceaux de bois), l'eau donne le bois (l'eau est nécessaire au bois – végétal – pour sa croissance et sa survie), le métal engendre l'eau (le métal peut se liquéfier comme l'eau). Images de l'univers, celles-ci évoluent au cœur du processus physiologique de l'individu en fixant un *paysage* organique, énergétique, psychologique et spirituel précis (Zheng). Le diagnostic de la médecine chinoise classique est fondé sur la compréhension de cette image intérieure.

La théorie chinoise des cinq éléments constitue en fait une recherche imagée d'une compréhension de l'univers. Nous avons détaillé, plus haut, l'immense avantage de situer notre monde connu au sein de mandalas de compréhension. La théorie des cinq éléments ou des cinq phases fondamentales est une tentative de description pragmatique de l'univers sous la forme d'un hologramme simple et efficace. Toute la médecine chinoise ancienne s'appuie sur ce système qui atteignit son apogée avec l'élaboration du *Nan Jing* ou *Classique des difficultés*. On peut certainement considérer la conception des cinq éléments et des cinq phases [2] comme une théorie spiritualiste dans laquelle la matière évolue de manière ordonnée et impertinente sous l'impulsion de cycles cosmiques.

Il semble logique que notre système taoïste de chromothérapie repose sur cette théorie dont nous avons précédemment résumé brièvement les principes .

La liste suivante montre la correspondance établie entre les couleurs et les cinq éléments dans les textes majeurs de la médecine chinoise et les textes taoïstes. Ces couleurs expriment différentes manifestations des cinq éléments et en constituent l'essence : teint, couleur de la langue, rêves, visualisations, impressions, etc.

Terre Jaune Or

Métal Blanc Argenté

Eau Noir-bleu

Bois Bleu-vert

Feu Rouge

Nous avons extrait ce Qigong méditatif simple et efficace des enseignements taoïstes concernant les couleurs, les propriétés *chromothérapeutiques* des minéraux naturellement colorés. Nous la nommons symboliquement Lingbao, ou *Joyaux spirituel* de guérison.

Le principe en est simple et met en œuvre trois facteurs :

- Les cinq doigts de la main sont traditionnellement reliés aux cinq éléments dynamiques (Wu Xing) et leur contact provoque une activation naturelle de l'énergie correspondante.
- Les minéraux naturels ou gemmes possèdent les qualités essentielles des couleurs sous une forme extrêmement pure.
- La **combinaison** des deux premiers points permet une action naturelle puissante sur les cinq éléments essentiels, en accord avec la théorie chinoise des cinq organes vitaux.

Cette action combinée constitue donc l'essence de la méthode du *toucher des couleurs* dont nous allons expliquer les bases.

RÉFLEXIONS SUR LA BASE ÉNERGÉTIQUE DE CE QIGONG MÉDITATIF

Si nous nous interrogeons sur le fondement thérapeutique de cette méthode, plusieurs hypothèses sont possibles :

- La qualité intrinsèque de la couleur sur la peau des doigts tonifie le système des méridiens grâce à un signal électromagnétique. Nombre de méthodes de l'acupuncture moderne utilisent ce genre de signaux pour stimuler les points (lampes colorées, magnétisme, courants de faible intensité, stimulations sonores, etc.). L'avantage ici est de disposer d'un signal naturel ;
- La texture même des pierres ajoute un autre signal reconnu traditionnellement comme efficace (tradition ayurvédique, soufie, médecine de Hildegarde de Bingen, médecines amérindiennes...) ;
- La mise en contact ou en proximité des doigts fait appel à un autre système traditionnel de thérapeutique et d'éveil ; les *moudras* (traditions indiennes des *moudras* de guérison : Hasta Samudrika) ;
- Le simple effet relaxant de la méthode elle-même permet une détente rapide accompagnée ou non de visualisation.

Ce « travail » de relaxation demande ainsi une participation minime mais bien réelle du patient. Ce simple arrêt rend possible une sorte d'introspection tranquille et détendue qui permet une ouverture de conscience. Les traditions considèrent que la visualisation de lumières colorées permet une régulation de nos émotions conflictuelles les plus rebelles ;

- Nous n'exclurons pas non plus un effet suggestif allant dans le sens d'un mieux-être. Les couleurs sont en effet comme de véritables médecines subtiles ayant le potentiel de soulager les douleurs physiques et mentales. La confiance en la méthode et en ses fondements traditionnels peut aussi aider grandement à découvrir des forces potentielles de guérison.

DOIGTS, MÉRIDIENS ET ÉLÉMENTS FONDAMENTAUX

Du point de vue taoïste, chaque doigt est la terminaison d'un réseau subtil relié aux cinq principaux organes internes. Plus encore, de toute antiquité, les doigts ont été symboliquement associés aux forces fondamentales des éléments naturels.

Ce qui nous importe ici, dans le choix d'une association entre les éléments et les doigts, c'est l'efficacité énergétique et la possibilité de l'employer comme un système énergétique semblable à l'acupuncture.

Voici donc le système relationnel traditionnel qui correspond le mieux à cette attente ; il est issu de la tradition de l'ouest et du sud de la Chine et corrobore certaines données hindoues sur la question (système tantrique des *moudras* de guérison). Chaque doigt est ainsi le vecteur d'une certaine force qualitative particulière qui s'intègre dans le système des cinq éléments.

Et inversement, sur chaque doigt, les aspects défectueux de cette énergie peuvent laisser des empreintes :

Index Bois Foie

Représente aussi l'état de la vésicule biliaire et les tendances émotionnelles. Il montre aussi l'équilibre digestif entre la rate et le foie.

Majeur Feu Cœur

Il reflète l'état du système cardio-vasculaire, les tendances à l'anémie, l'influence des sept émotions conflictuelles et l'état du Qi originel (Yuan Qi).

Annulaire Métal Poumons

Il montre l'état du système respiratoire, et de l'énergie défensive (Wei Qi).

Auriculaire Eau Reins

Il montre l'état du système reproducteur, du système digestif et du métabolisme (Jing Qi).

Pouce Terre Rate et estomac

Représente le système lymphatique ainsi que l'héritage congénital et la fonction cérébrale.

La main est en effet le meilleur réceptacle sensitif des énergies. Nous savons que les guérisseurs du monde entier utilisent leurs mains pour capter et comprendre les énergies viciées des malades. Ils utilisent encore leurs mains pour émettre l'énergie de guérison. Ce système est universel : magnétiseurs, maîtres de Qigong « externe », système japonais du Jin Shin Do, etc.

Dans le tableau ci-dessus nous remarquons que le pouce est

relié à l'élément terre, considéré par la tradition taoïste comme le pivot central de l'énergie. Dans d'autres traditions chinoises et en particulier dans la tradition bouddhiste de lecture des mains (Shou Hsien), le pouce est associé à l'énergie (le Qi), montrant ainsi le rôle de propulseur des énergies tenu par le pouce.

La position des deux doigts suivants se calque sur la logique énergétique classique :

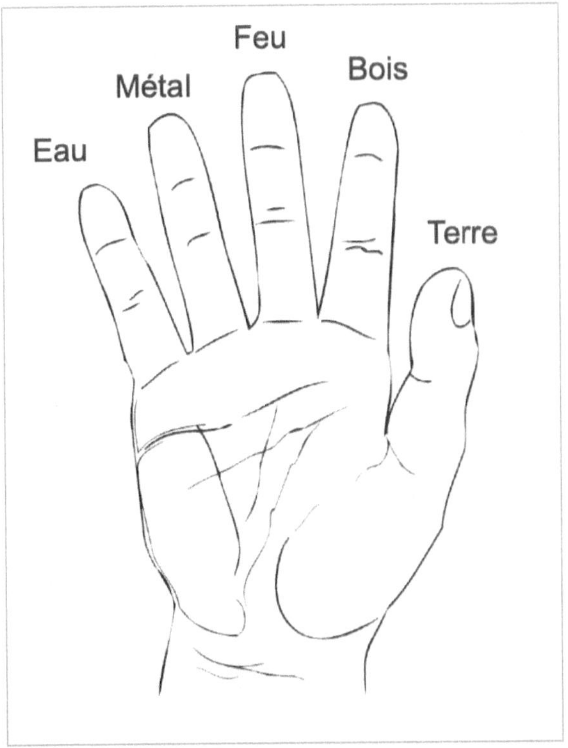

Correspondances énergétiques

- L'index correspond au bois (organes du foie et de la vésicule biliaire) ;

- Le majeur correspond au feu (organes du maître du cœur) ;
- L'annulaire correspond au métal (organes des poumons et du gros intestin) ;
- L'auriculaire correspond à l'eau (organes des reins et de la vessie).
- Le pouce correspond à la terre (organes de la rate et de l'estomac)

En Chine, il existe plusieurs systèmes de régulation de l'énergie qui s'appuient sur un travail effectué sur la main, en contact ou à distance. Ces méthodes rentrent en général sous la classification de *Qigong*, mais dépassent souvent cette simple appellation générique.

LA SOURCE DES MALADIES SELON LES TAOÏSTES

En fait, la méthode consistant à *toucher les couleurs* permet de réveiller les énergies naturelles de guérison qui stagnent à cause de différents facteurs :

Un traumatisme physique ou une blessure ancienne. Comme par exemple un traumatisme chronique ou répété au même endroit.

Une faiblesse héréditaire. Pour la médecine chinoise comme pour la médecine occidentale, les facteurs génétiques et héréditaires sont à prendre en considération.

Un blocage de la circulation de l'énergie vitale. Différentes causes hygiéniques peuvent entraver la circulation du Qi : l'alimentation, la sédentarité, l'exposition au froid ou à la chaleur, la fatigue...

Les émotions conflictuelles. Elles bloquent aussi la circulation des énergies correctes, elles représentent les « causes internes » des médecines de l'Extrême-Orient.

Pour les anciens thérapeutes de la Chine la stagnation de l'énergie est la cause première de toutes les maladies, c'est elle qui produit un déséquilibre entre les cinq énergies.

PIERRES, COULEURS ET ÉLÉMENTS

La méthode Lingbao implique l'utilisation de pierres semi-précieuses.

Certaines gemmes véhiculent mieux que d'autres les énergies fondamentales. Mais le choix de la couleur qui convient le mieux à chaque cas est le point le plus important. A cet effet, les tableaux récapitulatifs de ce livre vous aideront à faire votre choix.

On ne cherchera pas à tout prix (sic) une pierre rare, et il y a peu de différence au niveau énergétique entre un rubis et un simple grenat. Par contre, la pureté et l'éclat de la pierre sont importants. Chaque pierre est différente, mais chacun reconnaîtra à l'œil nu la pureté et la force colorée d'une bonne pierre semi-précieuse. On devra éviter les pierres synthétiques, ainsi que les pierres tachetées. Dans le cas de maladies causées par des toxines, on préférera les pierres transparentes. L'intuition ne sera pas non plus absente du choix .

Voici un tableau répertoriant les pierres les plus aptes à véhiculer l'énergie pure des cinq éléments selon la méthode du Lingbao.

Couleur	Humeur traitée (Dosha)	Pierre correspondante
Violet et bleu	Vent (Vata)	Saphir bleu Lapis-lazuli Améthyste
Multicolore	Flegme	Diamant Corail blanc
Bleu ciel	Vent	Saphir blanc
Vert	Flegme	Émeraude Chrysoprase
Jaune	Vent	Topaze Saphir jaune Citrine
Rouge	Bile	Rubis Grenat clair
Jaune	Bile	Corail rouge
Orange	Flegme	Perle Pierre de lune
Jaune orangé	Vent et flegme	Hessonite

Pierres et organes internes

La main est en effet le meilleur réceptacle sensitif des énergies. Nous savons que les guérisseurs du monde entier utilisent leurs mains pour capter et comprendre les énergies viciées des malades. Ils utilisent encore leurs mains pour émettre l'énergie de guérison. Ce système est universel : magnétiseurs, maîtres de Qigong « externe », système japonais du Jin Shin Do, etc.

Dans le tableau ci-dessus nous remarquons que le pouce est relié à l'élément terre, considéré par la tradition taoïste comme le pivot central de l'énergie. Dans d'autres traditions chinoises et en particulier dans la tradition bouddhiste de lecture des mains (Shou Hsien), le pouce est associé à l'énergie (le Qi), montrant ainsi le rôle de propulseur des énergies tenu par le pouce.

CHAPITRE 3

RECHERCHE DE L'ÉLÉMENT DÉFICIENT

L e corps n'a qu'une réalité transitoire, la santé d'aujourd'hui peut laisser place demain à une maladie, et la maladie elle-même peut être vaincue par la force vitale. Dans le choix d'une couleur, il n'existe pas de décision définitive de soins par les couleurs. Cependant une certaine orientation doit être recherchée, car nous avons à un moment donné une certaine constitution relativement stable. Les taoïstes nomment cet état relativement stable le *syndrome* énergétique (Zheng). Ce syndrome est en fait une sorte de paysage d'énergies à l'origine de nombre de nos maux.

Les taoïstes pensent que le traitement du syndrome énergétique constitue une thérapeutique de terrain dirigée vers la racine de nos maladies. S'appuyant sur la théorie Yin-Yang et le cycle des cinq éléments, ils ont élaboré une théorie qui a porté la médecine chinoise vers les plus hauts sommets de l'art médical. Nous nous appuierons sur cette base solide dans l'exposition de la méthode de soins par les cinq couleurs. La détermination de l'élément à traiter et de la couleur à employer s'appuie sur des données simples, sûres et pratiques.

Vous trouverez ici les listes-guides qui vous permettront de fixer votre choix.

Il vous suffit de compter les points qui vous concernent dans les différentes correspondances.

Les paragraphes qui vous concernent le plus correspondent à une couleur, à une pierre et à un doigt particuliers. Vous devez travailler cette couleur pendant une période d'au moins sept jours consécutifs pour harmoniser vos énergies. Vous trouverez plus avant le détail de la séance de chromothérapie.

Il est dit dans l'ancien traité du *Nan Jing* que pour prodiguer un soin énergétique profond et durable, l'on doit trouver l'élément le plus faible et le tonifier. Dans notre méthode, nous fortifions cet élément faible au niveau vibratoire le plus élevé : la couleur.

Pour utiliser les tableaux, le système des notes semble le plus pratique : mettre une croix dans chaque correspondance qui vous concerne, puis, au final, ne conserver que l'élément qui totalise le plus de croix .

Les praticiens de médecine chinoise peuvent aussi se servir des pouls chinois, mais cette étude sort du cadre de ce livre.

Note : comme nous l'avons signalé précédemment, il sera parfois difficile de ne choisir qu'un seul élément à traiter, on pourra alors en retenir deux.

ÉLÉMENT : BOIS

Organe et entrailles concernés : foie et vésicule biliaire.

Couleur principale pour renforcer l'élément : vert.

Couleurs secondaires : jade, turquoise.

Connexion utilisée pour renforcer l'élément : pouce et index.

Pierres utilisées :

- principale : aventurine verte, jade ou émeraude.
- secondaires : aigue-marine bleu vert , opale verte, néphrite verte, .

Connexions : yeux, tendons.

Émotions conflictuelles dominantes : colère, aversion, sentiment de frustration.

Indications abdominales : pulsation péri-ombilicale gauche. Zone dure et douloureuse en pression.

Signes et symptômes fréquents :

Physiques : gonflement, mauvaise élimination, crampes, douleurs dans la région sous-costale qui peuvent s'étendre jusqu'à l'abdomen, altération de la vue et de l'audition, acou-phène, céphalée, douleurs de la structure dentaire, œdème, constipation, crampes aux mollets, diminution du volume des urines, engourdissements du corps, crampes et spasmes, dos voûté vers l'arrière, allergies, baisse de la vue.

Comportementaux et émotionnels : irritabilité, stress, frustra-tion, colère, aversion, haine, claustrophobie, instabilité.

ÉLÉMENT : FEU

Organe et entrailles concernés : cœur et intestin grêle.

Couleur principale pour renforcer l'élément : rouge.

Couleurs secondaires : rose, orange.

Connexion utilisée pour renforcer l'élément : pouce et majeur.

Pierres utilisées :

- principale : grenat rouge ou rubis ;
- secondaires : opale de feu, cornaline, quartz rose, rubellite (tourmaline rouge), spinelle.

Connexions : langue, artères et veines.

Émotions conflictuelles dominantes : joie hystérique, excitation, impatience.

Indications abdominales : pulsation sous-ombilicale. Zone dure et douloureuse en pression.

Signes et symptômes fréquents :

Physiques : gêne et douleurs cardiaques, douleurs au milieu de la poitrine, sensation de plénitude aux hypocondres et sur les flancs pouvant s'étendre aux lombaires, douleurs de la région dorsale supérieure et de la ceinture scapulaire, douleurs de l'intérieur des bras, blocages de la pi trône et de l'abdomen, congestion du teint, bouche sèche, impression de tremblements et de resserrements dans le cœur.

Comportementaux et émotionnels : insomnie, agitation de l'esprit, mélancolie excessive, rires hystériques.

ÉLÉMENT : TERRE

Organe et entrailles concernés : rate et estomac.

Couleur principale pour renforcer l'élément : jaune.

Couleurs secondaires : jaune or, brun clair.

Connexion utilisée pour renforcer l'élément : pouce et index ou pouce et auriculaire.

Pierres utilisées :

- principale : citrine ou saphir jaune ;
- secondaires : spinelle jaune, alexandrite jaune, béryl jaune, opale jaune.

Connexions : bouche, chairs, lèvres.

Émotions conflictuelles dominantes : mélancolie, spleen, apathie.

Indications abdominales : pulsation sur le nombril. Zone douloureuse et dure en pression.

Signes et symptômes fréquents :

Physiques : aime le goût sucré, plénitude abdominale, lourdeur, douleurs articulaires, envie de s'allonger et de s'étirer. Sensation de lourdeurs dans tout de corps, tendance à avoir souvent faim, mollesse musculaire, spasmes et crampes, douleurs sous la plante des pieds, fatigue des jambes, borborygmes, selles mal formées, diarrhée, régurgitations. Lourdeurs digestives, inappétence ou appétit important, fatigue (sensation de corps lourd), rétention de liquides, rhumatismes chroniques, aphtes, atrophie musculaire (grande dé ce de la rate).

Comportementaux et émotionnels : mélancolie, ressasse le passé.

ÉLÉMENT : MÉTAL

Organe et entrailles concernés : poumons et colon.

Couleur principale pour renforcer l'élément : blanc.

Couleurs secondaires : blanc laiteux, transparent, doré.

Connexion utilisée pour renforcer l'élément : pouce et annulaire.

Pierres utilisées :

- précieuse : perle ou diamant ;
- semi-précieuses : dolomite, , cérusite, tourmaline, aragonite, howlite blanche.

Connexions : peau, cheveux.

Émotions conflictuelles dominantes : tristesse, chagrin, pleurs fréquents.

Indications abdominales : pulsation péri-ombilicale Droite. Zone douloureuse et dure en pression.

Signes et symptômes fréquents :

Physiques : tensions et douleurs dans le bas-ventre, diarrhée du matin non systématique, parties inférieures du corps froides, congestion de l'abdomen, gonflement des chevilles, toux et éternuements, lourdeurs du corps, transpirations nocturnes, crainte du vent, douleurs dans la poitrine, le bas-ventre et l'abdomen, atonie musculaire, pieds froids, bâillements, souffle court, dyspnée, asthme, fatigue, transpiration spontanée, atonie de la peau, perte des poils des mollets, troubles O.R.L.

Comportementaux et émotionnels : tristesse et désespoir, reste sur son quant-à-soi.

ÉLÉMENT : EAU

Organe et entrailles concernés : reins et vessie.

Couleur principale pour renforcer l'élément : bleu foncé.

Couleurs secondaires : bleu, indigo.

Connexion utilisée pour renforcer l'élément : pouce et auriculaire.

Pierres utilisées :

- principale : zircon bleu, lapis-lazuli ou saphir bleu ;
- secondaires : calcédoine, béryl bleu, topaze bleue, aigue-marine, diamant bleu, lazulite, sodalite.

Connexions : os, oreilles, dents, moelle.

Émotions conflictuelles dominantes : peur, anxiété.

Indications abdominales : puis ton sous-ombilicale. Zone douloureuse et dure.

Signes et symptômes fréquents :

Physiques : tensions et douleurs dans le bas-ventre, diarrhée du matin non systématique, parties inférieures du corps froides, congestion de l'abdomen, gonflement des chevilles, toux et éternuements, lourdeurs du corps, transpirations nocturnes, crainte du vent, douleurs dans la poitrine, le bas-ventre et l'abdomen, atonie musculaire, pieds froids, bâillements, fatigue importante et chronique, faiblesse dans les genoux, règles irrégulières, rachitisme et problèmes d'évolution corporelle et mentale chez l'enfant, précocité ou retard à la puberté, faiblesses des extrémités, bourdonnements d'oreilles, douleurs lombaires.

CHECK-UP DES ÉMOTIONS CONFLICTUELLES

Si les tableaux de diagnostic précédents vous semblent difficiles à appliquer, une façon correcte et traditionnelle consiste à choisir l'élément défaillant en repérant les émotions conflictuelles qui, selon le *Nei Jing*, sont la source de bien des troubles de santé.

La liste suivante vous aidera à choisir la qualité à développer ou le défaut à purifier. La première ligne indique la qualité positive de l'élément et la seconde sa qualité négative. Les deux expressions d'un même élément peuvent bien sûr coexister !

Bois

Gentillesse, dévouement, sens de la reconnaissance

Colère fréquente, entêtement, rudesse

Feu

Confiance en soi, ouverture d'esprit

Envie, doute, impatience, confusion

Terre

Sincérité, diplomatie, sens du pardon

Mélancolie, suspicion, égocentrisme

Métal

Générosité, clarté d'esprit et sens de la justice

Jalousie, roublardise

Eau

Sagesse, nature paisible et tendre

Anxiété, arrogance, ignorance, confusion, couardise

CHAPITRE 4

LINGBAO 1 : QIGONG DES 5 PIERRES

La méthode Lingbao

La méthode Lingbao de toucher chromatique est un système complet qui permet de recharger son énergie et de passer un bon moment de détente. Elle s'appuie sur des techniques millénaires de bien-être et de développement personnel, ainsi que sur l'ancienne médecine traditionnelle chinoise. Ses principes sont simples et sa pratique est saine et dénuée de pièges. Elle convient à tous et peut compléter un traitement médical traditionnel ou moderne.

Le Qigong des cinq rayons colorés d'énergie date, dit-on, de l'époque de Laozi (Lao Tseu) et du sage qui conduisait le buffle. Ce Qigong méditatif taoïste de guérison s'appuie sur l'énergie stellaire transformée en cinq rayons colorés d'énergie et transforme les énergies négatives (stress, tensions) en vitalité.

Il s'agit d'une pratique idéale pour renforcer les organes déficients de part notre constitution. De plus, cette méthode permet d'harmoniser nos émotions et de les équilibrer. Comme nous l'avons précédemment remarqué, les taoïstes considèrent cinq organes majeurs reliés aux biorythmes naturels selon la règle des cinq éléments.

La méthode des cinq rayons colorés permet de purifier nos émotions négatives selon le modèle de la succession des cinq éléments (*Wuxing*). L'idée est de transformer les énergies émotionnelles négatives ou conflictuelles en énergie de vitalité et de guérison.

Un des grands secrets de ce que l'on nomme l'alchimie taoïste consiste en fait à libérer l'énergie de stress des émotions conflictuelles en énergie disponible pour la guérison ou la méditation. Transformer ainsi le plomb (les énergies émotionnelles) en or (des énergies pures utilisables pour le corps ou l'esprit).

Cette ancienne méthode taoïste des cinq rayons colorés, basée sur une puissante visualisation, est une façon habile d'utiliser l'énergie des couleurs pour harmoniser le corps et l'esprit. Elle fut à l'origine transmise par un ermite taoïste : « celui qui conduit le buffle ». On considère dans la tradition taoïste qu'il existait un ermite ayant vécu pendant la dynastie des Han (206 avant J.-C.). Les taoïstes racontent qu'il avait achevé la pratique de l'illumination. Il vivait dans une région de hautes montagnes, et n'en descendait que rarement. Quand il en descendait, il chevauchait un buffle. On dit qu'il a vécu plus de deux cents ans dans ces hautes montagnes, pratiquement sans nourriture, ne mangeant que des racines. Il se nourrissait aussi, selon la légende, de l'énergie stellaire et de celle des luminaires, du soleil et de la lune. Cette méthode fut ensuite transmise à Dame Wei, fondatrice de l'école Shengxing par la voie de la révélation (voir plus haut).

Elle transmit à la postérité cette méthode des cinq rayons colorés qui a été reprise ensuite par de nombreuses écoles modernes de Qigong.

De plus ce Qigong s'appuie sur la force de l'essence des gemmes et de leur capacité à condenser le « sel de la terre », le Jing des anciens. La lumière de qualité Yang s'allie à la pierre d'essence Yin pour former un courant Ciel-Terre de vitalité.

En voici les points cruciaux :

Relaxation

Faire preuve, avant toute chose, d'ouverture d'esprit : s'accorder quelques minutes pour expérimenter une méthode traditionnelle bienfaisante. Les lumières de guérison peuvent vous aider à identifier vos blocages et à créer les conditions optimales pour que l'énergie de guérison circule dans tout votre être.

Plus vous pratiquerez, plus la confiance se développera, les couleurs sont comme une sorte d'essence de toutes les médecines. Il n'est pas nécessaire, en début de séance, de pratiquer en plus une autre méthode de relaxation.

Le simple fait de tenir une pierre entre nos doigts, sans crispation, est suffisant pour procurer un état de détente incomparable. Si en plus, nous visualisons la couleur subtile de la pierre entrer dans notre corps d'énergie, aucune autre méthode ne sera nécessaire pendant notre séance de soin.

Position du corps

Deux positions sont recommandées :

1. La position allongée, sur un lit, un divan ou un tapis confortable est la meilleure position pour les personnes convalescentes, fatiguées, souffrant de troubles chroniques. On peut, sans inconvénient, se servir d'un petit oreiller. Il est cependant préférable, si l'on dispose de plusieurs endroits pour s'allonger, de

pratiquer en dehors de son propre lit. La température de la pièce doit être agréable et l'on peut se recouvrir d'une petite couverture pour éviter les frissons. Il serait dommage d'avoir froid pendant la séance, cela nuirait aussi à la bonne circulation des énergies bienfaisantes.

2. La position assise, de préférence dans un fauteuil ou une chaise confortable, convient bien aux personnes toniques, aux coléreux et à ceux qui désirent maintenir un côté « éveillé » à leur pratique. On peut s'asseoir le dos bien droit éloigné du dossier, mais les bras reposant sur les bras du fauteuil. Pour pratiquer assis sur une simple chaise, on pose les mains sur les cuisses. Les personnes habituées à l'assise en tailleur peuvent aussi poser les mains sur les cuisses (sans toutefois que les deux mains ne se touchent).

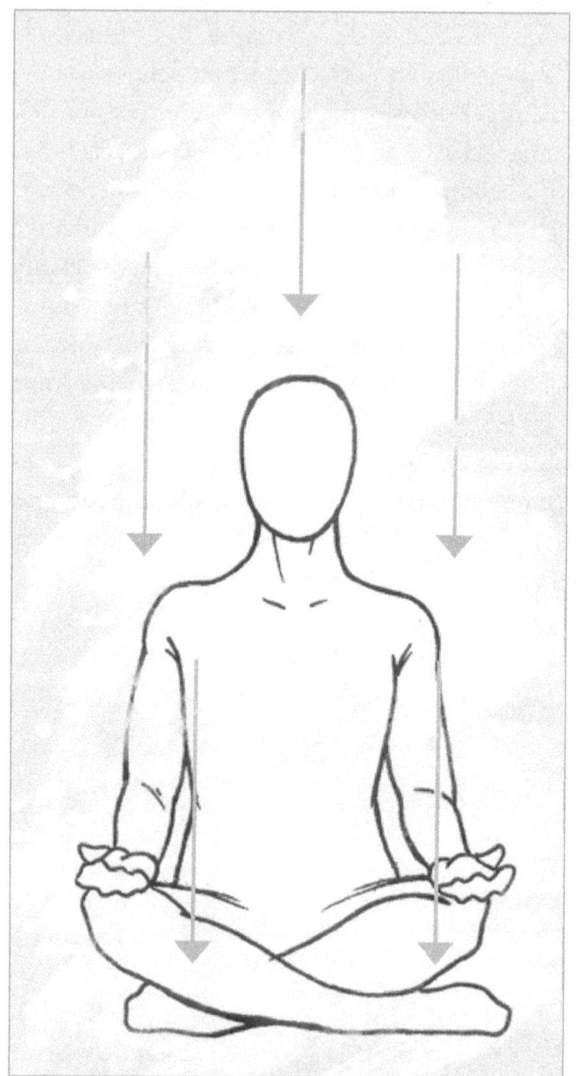

Choix de la pierre

Les pierres sont des catalyseurs d'énergie et de lumière. Les tableaux récapitulatifs (voir plus loin) vous aideront à choisir la couleur, le doigt et la pierre qui vous conviennent le mieux pour une série de séances. Vous pouvez aussi laisser agir votre intuition et choisir une pierre parmi un échantillonnage placé devant vous. Mais il est conseillé, dans tous les cas, de bien consulter les listes afin de connaître les énergies mises en œuvre.

Purification des pierres

Les gemmes doivent être nettoyées avant toute utilisation. La méthode la plus traditionnelle consiste à les laisser reposer au fond d'un verre d'eau salée pendant au moins vingt-quatre heures. Puis, on les passe sous l'eau claire, si possible de l'eau minérale, et enfin on les sèche avec un mouchoir en papier afin d'éviter le dépôt calcaire. Elles sont ensuite exposée à la lumière solaire quelques heures avant d'être placées dans une boîte ou un tiroir clos, à l'abri de la lumière.

Important : Il est inutile d'obtenir deux pierres semblables : une seule suffit. La pierre doit être placées dans la main gauche pour les hommes et la main droite pour les femmes. Par contre, le sceau énergétique (Moudra) doit être effectué de chaque coté.

Le « Toucher les couleurs » méditatif

Pendant la durée de la séance, vous tiendrez la pierre colorée entre deux de vos doigts selon le choix de l'élément et de l'organe à stimuler. Cette méthode traditionnelle consistant à relier par les extrémités digitales des méridiens et réseaux d'énergie importants est commune à toute l'Asie.

Ces *moudras* ou Sceaux thérapeutiques nous mettent immédiatement dans un état réceptif propice à la relaxation profonde.

Certaines personnes ressentent presque aussitôt certaines perceptions particulières montrant l'activité de l'énergie en mouvement : chaleur, engourdissements, picotements, sensations de circulation de fluides, etc. Cependant, d'autres personnes sont moins réceptives et auront du mal à ressentir quoi que ce soit au début. Il ne faut pas qu'elles perdent espoir, car l'effet énergétique n'est pas dépendant de ces sensations, qui de toute façon doivent être observées avec un certain détachement.

L'utilisation du pouce comme « propulseur » de l'énergie respecte la tradition taoïste. Comme nous l'avons vu plus haut, le doigt qui correspond à la rate et à l'élément de la Terre, au pivot central des éléments, est le pouce. Il sert donc de *câble* pour relier les quatre autres éléments à la force vive intrinsèque du Ciel Postérieur de la médecine antique.

La main devra éviter de se crisper sur la pierre et les doigts resteront détendus, en appui sur le sol ou le bras du fauteuil. Si une crispation, voire une crampe, survenait, il faut interrompre la séance et masser les mains jusqu'à ce qu'elles se détendent, puis reprendre et la terminer.

La pierre est le support énergétique de la couleur fondamentale, et la visualisation de cette même couleur pénétrant le corps permet de renforcer l'ensemble du processus, c'est pourquoi, dans notre méthode, la pierre n'est pas le seul facteur d'efficacité.

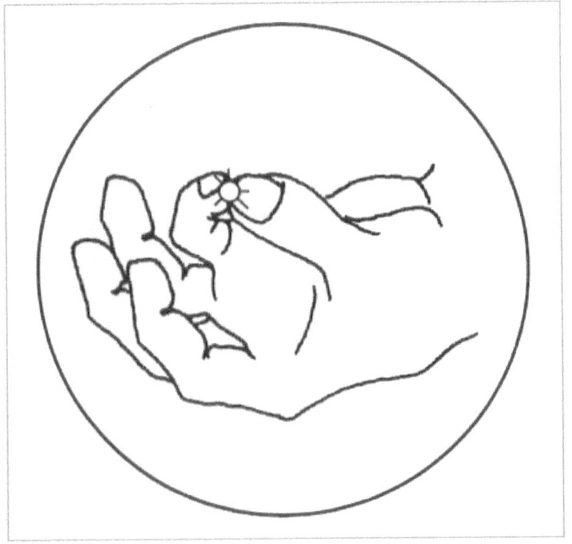

Sceau énergétique

Détente, visualisation et respiration : les trois clés

L'un des points les plus importants est la visualisation d'une simple lumière colorée pénétrant dans le corps par la main. Certaines personnes sont rebutées par le mot visualisation, supposant que ce mot dissimule une méthode secrète accessible seulement à certains esprits évolués. Il n'en est rien, et si, effectivement, certains types de visualisations peuvent demander une grande concentration, la simple élaboration d'une lumière colorée relève du simple jeu mental.

Par exemple, lorsque l'on envisage
d'acquérir une nouvelle habitation, il nous
est facile de l'imaginer. Pour visualiser une
lumière, il suffit de se la représenter comme
si elle existait déjà et comme si l'on sentait
déjà une certaine action dans le corps.

Pour résumer : vous êtes là, allongé, détendu, et
vous imaginez que la pierre tenue entre les
doigts diffuse une lumière teintée et
transparente comme un arc-en-ciel. La
couleur diaphane se diffuse doucement dans
le corps et renforce particulièrement l'organe
correspondant (voir tableaux ci-après). Puis,
vous vous laissez doucement baigner par la
couleur en la laissant se dissoudre
doucement à l'intérieur de vous en restant
détendu, passif et conscient.

L'autre main, celle qui ne tient pas la pierre est
maintenue relaxée, mais elle prend elle aussi
le même sceau énergétique que la main
active. Par exemple si vous effectuez le
Sceau du Bois (Pouce -index) de la main
gauche entendant une pierre verte entre le
pouce et l'index, l'a main droite fait le même
geste mais sans tenir de pierre entre les
doigts.

D'ou vient la lumière ? Il s'agit d'une lueur qui
existe sans exister - une nuée imaginaire- une
vision. Ce n'est en aucun une attentive de
créer quelque matière par la pensée mais au
contraire une douce contemplation naturelle
semblable à un rêve éveillé. Aucun effort de

*volonté n'est nécessaire ! Nous sommes ici à
l'opposé du Yi (intention volontaire) si
souvent utilisé dans le Qigong moderne.
Selon les anciens cette lumière vient du Ciel
de l'essence pure ancrée des éléments.
La respiration est naturelle et profonde. Elle
s'effectue sans contrôle de la pensée mais en
pleine conscience. Seule la pratique
naturelle peut permettre de la retrouver car
il s'agit en fait de rejoindre notre état
naturelle et pur de l'origine.*

Durée de la pratique

Une durée de dix minutes environ constitue une bonne base de départ. Pour un enfant, trois à cinq minutes peuvent suffire. Si la relaxation se poursuit et que les mains sont bien détendues, on peut prolonger jusqu'à vingt minutes. Mais relaxation ne signifie pas torpeur ou rêverie débridée. Il faut donc savoir s'arrêter avant que l'esprit ne divague.

Les anciens taoïstes considèrent qu'une relaxation-méditation n'est profitable que si elle reste « lumineuse », dans le sens que l'esprit reste pleinement détendu et éveillé. Dans ces conditions, les énergies circulent correctement, la conscience est claire, les émotions s'apaisent, les conditions optimales de guérison sont alors réunies et la méthode fonctionne.

APRÈS LA SÉANCE

Se lever lentement et essayer de garder à l'esprit, quelques instants, le goût de la relaxation. On peut aussi boire une boisson chaude pour activer la circulation des énergies ou prendre un bain chaud (attenDre toutefois une bonne demi-journée avant de le prendre).

DURÉE DES SOINS PAR LES COULEURS

Sept séances consécutives, à raison d'une séance par jour, constituent un traitement. Très souvent ces sept séances seront suffisantes pour de petits maux. Par contre, dans les troubles chroniques et rebelles, un ensemble de trois traitements (trois fois sept séances), entrecoupés de périodes d'interruption de trois jours, vous donnera une meilleure idée de ce que vous pouvez espérer.

Une série de traitements peut être poursuivie pendant trois mois consécutifs. Bien évidemment, ces séances de soins par les couleurs n'excluent ni ne remplacent aucun traitement médical. Les couleurs sont un excellent adjuvant à tout type de traitements naturels ou classiques.

ESSENCE DES 5 COULEURS ET DES 5 ÉLÉMENTS

Les listes qui suivent sont le condensé de la méthode Lingbao ou *Pavillon d'Or*

Une fois votre élément et votre couleur choisis, il vous faut choisir :

- la pierre à employer ;
- les doigts à utiliser (le « Sceau » thérapeutique) ;
- et éventuellement les zones complémentaires à traiter.

Note importante : les pierres les plus onéreuses
ne sont pas toujours les plus efficaces.

L'intuition est le meilleur moyen de sélectionner une pierre.

ÉLÉMENT : BOIS

Pierre : aventurine, jade, émeraude.

Doigts : pouce et index.

Geste thérapeutique : bois.

Lieux complémentaires de soin : sur le foie, sur les yeux.

Action énergétique : harmonise l'énergie du foie et de la vésicule biliaire, calme les nerfs, stimule l'énergie de guérison, fortifie la vue, équilibre le sang.

Action sur : foie, vésicule biliaire, tendons, yeux. Conseils complémentaires : eau solarisée verte [1].

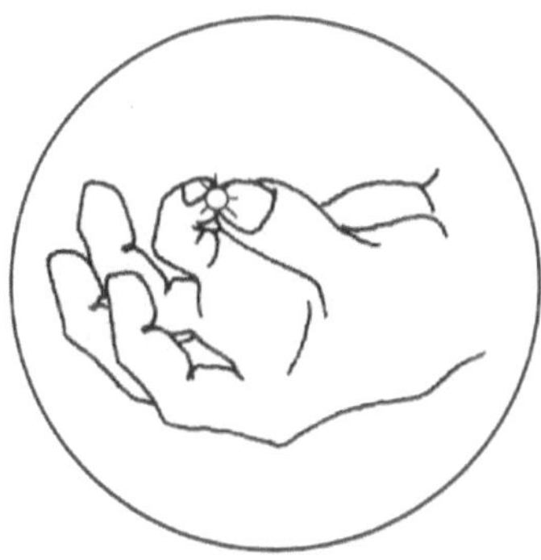

Le Sceau thérapeutique du bois

ÉLÉMENT : FEU

Pierre : grenat, rubis.
Doigts : pouce et majeur.
Geste thérapeutique : Sceau du feu.
Lieux complémentaires de soin : sur la poitrine, sur le ventre.
Action énergétique : harmonise les fonctions cardiaques, calme
et renforce l'esprit, diminue l'insomnie, apaise l'esprit.
Action sur : cœur, intestin grêle, langue, vaisseaux sanguins,
nerfs.
Conseils complémentaires : eau solarisée rouge.

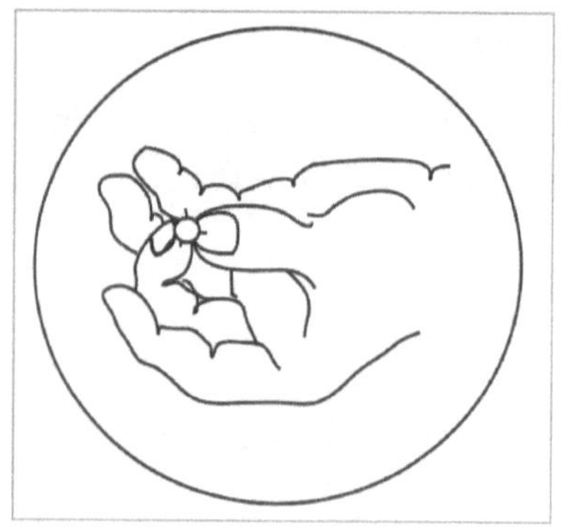

Sceau thérapeutique du feu

ÉLÉMENT : TERRE

Pierre : topaze jaune, ambre, citrine.

Doigts : pouce et index ou pouce et auriculaire.

Geste thérapeutique : Sceau de la terre.

Lieux complémentaires de soin : estomac, ventre.

Action énergétique : renforce et harmonise l'énergie de la rate, fortifie la digestion, renforce l'énergie vitale (Qi).

Action sur : rate, estomac, système digestif, bouche.

Conseils complémentaires : eau solarisée jaune.

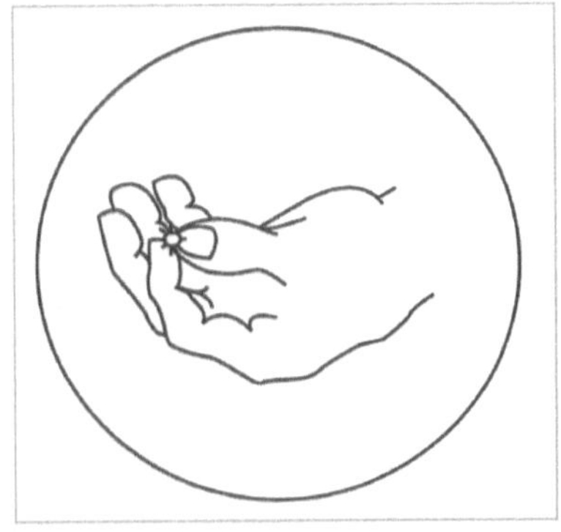

Le Sceau thérapeutique de la terre

ÉLÉMENT : MÉTAL

Pierre : pierre de lune, perle, cristal de roche.

Doigts : pouce et annulaire.

Geste thérapeutique : Sceau du métal ou Sceau de l'air.

Lieux complémentaires de soin : poumons, colon.

Action énergétique : harmonise les énergies des poumons, fortifie le souffle correct, stimule l'intestin.

Action sur : poumons, colon, nez, gorge, peau.

Conseils complémentaires : eau solarisée (bouteille transparente).

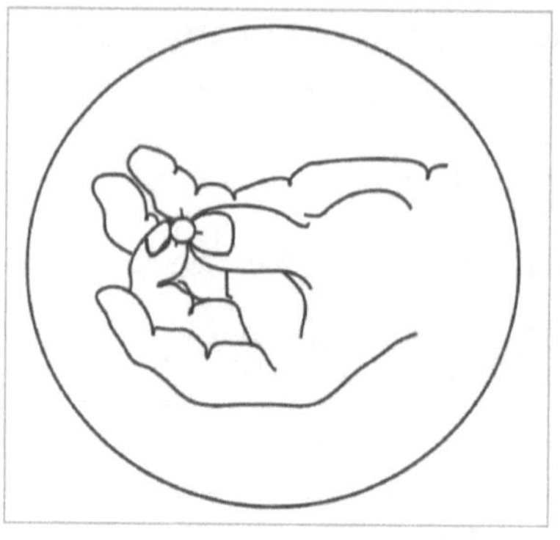

Le Sceau thérapeutique du métal ou de l'air

ÉLÉMENT : EAU

Pierre : lapis-lazuli, béryl bleu, labradorite.
Doigts : pouce et auriculaire.
Geste thérapeutique : Sceau de l'eau.
Lieux complémentaires de soin : reins, abdomen.
Action énergétique : tonifie l'énergie essentielle des reins,
fortifie la vessie, stimule et régularise le système hormonal,
fortifie le système osseux.
Action sur : reins, vessie, oreilles, ouïe, os, dents, cheveux.
Conseils complémentaires : eau solarisée bleue.

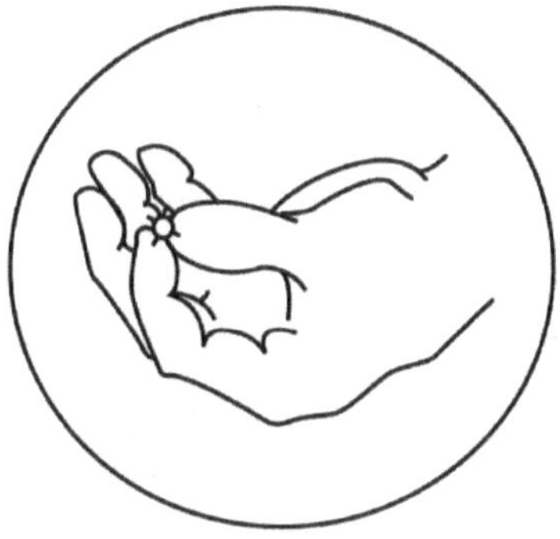

Le Sceau thérapeutique de l'eau

CHAPITRE 5

LINGBAO 2 : QIGONG DES 4 DIRECTIONS ET DES 5 NUÉES

Nous allons pratiquer une méditation qui consiste à prendre l'énergie des cinq éléments dans les différentes directions, sous la forme visualisée d'une couleur pure et des gemmes virtuelles. Avec Cette fois le support de l'énergie des quatre directions et chacune des couleurs sera utilisée alternativement.

Nous allons pratiquer une méditation qui consiste à prendre l'énergie des cinq éléments dans les différentes directions, sous la forme visualisée d'une couleur pure. Cette deuxième méditation sur les couleurs va nous mettre en contact avec les énergies terrestres et manifestées des cinq éléments fondamentaux.

On considère que l'étoile polaire est le centre d'un cercle, et qu'à partir de cette étoile polaire, on identifie quatre directions et quatre saisons. Chaque direction comprend sept constellations, ce qui fait un total de vingt-huit constellations. Ces constellations sont réparties dans les quatre directions. Les sept constellations de l'Est sont symbolisées par le Dragon Vert, les sept constellations de l'Ouest sont symbolisées par le Tigre Blanc. Les sept constellations du Sud sont symbolisées par le Phénix

Rouge. Et les sept constellations du Nord sont symbolisées par la Tortue Noire.

Ces quatre couleurs sont porteuses de quatre énergies différentes et de quatre rayons subtils. Les anciens taoïstes avaient divisé l'écliptique des étoiles fixes selon ce qu'on appelle la route jaune. On considérait à cette époque en effet que les constellations étaient connectées à la lune, et celle-ci mettait vingt-huit jours pour parcourir l'écliptique. On appelait ceci le mois sidéral. Les formes des différentes constellations étaient utilisées par les Anciens de façon à méditer, à accumuler différentes formes d'énergie et à faire des visualisations. Tout cet ensemble, on peut l'appeler maintenant Qigong d'une façon plus moderne.

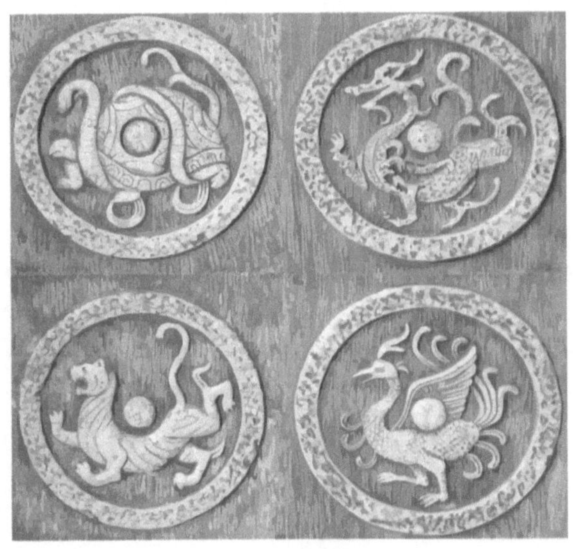

Antique représentation des animaux protecteurs des 4 directions

Ces couleurs et les pierres sont les mêmes que précédemment, mais associées cette fois aux directions cardinales.

Face à l'Est, qui correspond au foie, nous avons la couleur verte et la pierre précieuse : l'émeraude.

Ensuite, face au Sud, on visualisera la couleur rouge, la pierre sera bien sûr le rubis, et l'organe c'est le coeur.

Face à l'Ouest, on a donc les poumons, la couleur sera le blanc, semblable à un rayon de lune ; et la pierre précieuse avec laquelle on comparera sera la perle.

Le Nord correspondra donc aux reins, la couleur visualisée sera le bleu profond du ciel en altitude, et la pierre le lapis lazuli. En général, les lapis lazuli ne sont pas transparents, sont opaques comme vous le savez, mais il existe certaines qualités, rares, de lapis lazuli, qu'on trouve dans les régions montagneuses de l'ouest de la Chine et du Tibet, qui sont un petit peu transparents.

Et enfin, la couleur jaune, celle la rate, où va-t-on qu'on va la capter ? Au centre de la terre, en-dessous., elle correspond à la rate et l'estomac, la couleur sera jaune or, jaune d'or, et la pierre à laquelle on la compare en général c'est la topaze, jaune, plusieurs variétés de topazes - topaze jaune.

Nous allons capter ces énergies de couleur face aux différentes directions.

CAPTER LE QI DES QUATRE DIRECTIONS

La position est la plus naturelle possible, l'exercice peut se pratiquer debout ou assis sur une chaise.

Dès qu'on utilise la méthode des visualisations, on doit placer l'esprit, la conscience, dans un état particulier, à la fois réceptif et à la fois concentré. Cet état que l'on appelle d'habitude Wuji, on peut l'appeler aussi So Wan, qui veut dire : « ne rien faire et oublier », oublier les choses habituelles. On commence traditionnellement par le jeune Yang, l'énergie du bois, c'est-à-dire l'énergie croissante.

Il faut bien comprendre que lorsque l'on travaille avec ces couleurs, ce ne sont pas des couleurs concrètes qu'on va essayer de matérialiser, de cristalliser dans notre corps tel qu'il nous apparaît maintenant. Ce sont des couleurs virtuelles qui vont nourrir le corps d'énergie et ce corps d'énergie est un corps subtil. On ne doit donc pas essayer de capter des couleurs concrètes et de les cristalliser, de les rendre matérielles.

On devrait garder à ces couleurs un côté transparent, diaphane, et qu'elles soient semblables aux couleurs d'un arc-en-ciel. Donc il faut qu'on ait cette même impression, que ces couleurs-là ne sont pas des couleurs physiques, ce sont des visions subtiles et on ne doit pas essayer de les rendre physiques. On risquerait ainsi d'échouer dans l'exercice, simplement parce qu'on veut le réussir sur un plan strictement physique.

On s'asseoir naturellement, et on pose les mains sur les genoux. On se relaxe simplement. En général pour les visualisations taoïstes on garde les yeux presque fermés, sans force dans les paupières.

Ensuite, en connectant la langue, sans force, à la racine des dents, en détendant les mâchoires, sans ouvrir la bouche, on va observer ce qu'on appelle notre souffle naturel.

C'est un exercice difficile pour les débutants parce qu'ils ont tendance, en observant, à transformer cette respiration et à se dire intérieurement « Ah, elle est trop rapide, ou alors elle est

trop dirigée vers les poumons, je vais la descendre vers le ventre"
; tout ce qu'il faut éviter.

Il faut au contraire regarder notre respiration telle qu'elle est,
même si ça ne nous convient pas, et ensuite l'observer tran-
quillement. A ce moment-là, le souffle tout naturellement va
descendre et le rythme va se faire plus naturel.

L'EST

Quand on a atteint *So Wan*, un état tranquille, sans pensées
conceptuelles trop nombreuses, on peut visualiser, loin
devant nous, dans la direction de l'est, une sphère lumineuse qui représente l'essence de l'élément bois. Cette
sphère est semblable à une énorme émeraude, transparente
et très lumineuse. La sphère envoie ses rayons dans toutes
les directions et nous, bien sûr, comme nous sommes face à
elle, face à l'est, nous sommes les premiers à recevoir ses
rayons.

Ces rayons pénètrent directement dans le corps, par la peau, et
par le souffle. Ces rayons commencent à venir nourrir l'organe
du foie et celui de la vésicule biliaire.

Donc, à chaque inspiration l'organe du foie et de la vésicule
biliaire captent une couleur verte.

A chaque expiration, au début on va ouvrir la bouche et sortir
une mauvaise couleur verte, sale, cette couleur va descendre
vers le sol. On évacue en quelque sorte la mauvaise énergie, le
Pong Qi, qui représente le feu du foie pathologique.

A chaque inspiration, le foie devient lumineux et pur.

Après avoir effectué au moins trois souffles d'expulsion du
mauvais Qi du foie par la bouche, on ne respire plus que par le

nez et on ne fait plus que nourrir le foie avec la couleur éclatante.

Tout naturellement, l'énergie de la colère et du stress se trouve libérée. Les tendons se détendent partout dans le corps et la couleur verte va maintenant darder ses rayons vers toutes les parties du corps, d'abord bien sûr vers le ventre, vers la poitrine, vers les jambes, puis vers la tête.

Ainsi, le corps d'énergie, devient complètement lumineux, transparent, et d'un vert éclatant ; tellement éclatant qu'il semble que nous renvoyons ces rayons verts purs dans tout notre environnement.

LE SUD

Tournons-nous maintenant vers le sud et observons la couleur rouge, toujours sous la forme d'une grande sphère, très loin devant nous, qui représente l'essence du feu, sous la forme d'un énorme rubis.

A l'expiration, on va trois fois expulser le mauvais Qi du coeur qui est rougeâtre.

Cette couleur rouge dissout l'anxiété et l'impatience.

On reste quelques instants dans cet état de tranquillité, teintée de rouge.

L'OUEST

Faisons face maintenant à la direction de l'ouest.

Visualisons très loin devant, une énorme sphère transparente, blanche, de la couleur comme une énorme lune, une pleine lune, et recevoir des rayons blancs comme des rayons de lune, qui rentrent par la peau et par le souffle et qui remplissent les poumons.

A chaque inspiration, les poumons sont remplis de couleur de lune. A chaque expiration, on ouvre la bouche et on rejette une couleur grisâtre, sale.

Expiration par la bouche. Les émotions de tristesse, de chagrin, de rancoeur, sont dissoutes.

LE NORD

Au nord apparaît une très grande sphère, très lointaine aussi, couleur de lapis lazuli, juste en face de nous.

On reçoit les rayons bleus par la peau, par le nez, par le souffle. Les reins en particulier se chargent de cette couleur et deviennent transparents, bleu profond. A expiration on ouvre la bouche, on rejette le Qi noirâtre des reins.

Le Qi bleu, de lapis lazuli, vient nourrir les reins, devient de plus en plus lumineux, on essaie de sentir effectivement la présence de cette couleur dans les reins. Les reins commencent ainsi à devenir tellement lumineux que les émotions de peur, d'anxiété se dissolvent.

Le corps devient maintenant entièrement bleu lapis lazuli, la couleur se diffuse ensuite vers l'extérieur, comme si on était une sorte de bouddha de cristal, teinté de couleur bleue.

LE CENTRE

On se replace de nouveau face à l'est. Et l'on imagine une grande sphère qui recouvre la terre.

La terre est comme une grande sphère d'or, au-dessous de nous.

On est donc assis sur cette sphère d'or et tout naturellement on capte les rayons jaune or, les rayons du soleil.

On capte par la peau, par le sol, et on les amène à la rate qui est située légèrement à gauche, et à l'estomac. On imagine que la rate et l'estomac sont gonflés, gorgés de cette lumière.

A l'expiration par la bouche, on rejette une couleur brunâtre, qui représente les poisons, le Qi empoisonné de la rate. Ensuite, on respire uniquement par le nez, en continuant à nourrir la rate et l'estomac, la couleur jaune or qui devient de plus en plus lumineuse.

La rate est tellement lumineuse que les émotions de mélancolie et de ressentiment, et aussi de ressassassent des choses, disparaissent ; et quelquefois aussi le remords, tout ce qui est lié au passé ; les regrets.

La rate et l'estomac sont maintenant suffisamment lumineux pour nourrir tout le corps entier qui devient transparent, jaune or, sans trace de défectuosité dans les canaux, les méridiens sont transparents Et le corps entier maintenant donne des rayons jaune or dans toutes les directions.

Essayez maintenant de visualiser ces 5 couleurs en place, dans les 5 organes, comme une sorte d'arc-en-ciel intérieur.

Maintenant, ces 5 couleurs vont descendre, et vont se rassembler au point du « champ de l'élixir »', le Dantian, situé quatre travers de doigts sous le nombril, à l'intérieur du ventre.

Ainsi toutes ces couleurs descendant et se rejoignant sous la forme de petites sphères lumineuses qui se trouvent au « champ de l'élixir ». Elles vont se mettre à tourner très vite, à tel point qu'on ne peut plus reconnaître l'une de l'autre. Elle formeront ensuite une sphère lumineuse de couleur or qui va remplir tout l'abdomen. Et nous resterons, quelques instant en totale relaxation.

Essayez maintenant de visualiser ces cinq couleurs en place, dans les cinq organes, comme une sorte d'arc-en-ciel intérieur.

Maintenant, ces cinq couleurs vont descendre et se rassembler au point du « champ de l'élixir », le Dantian, situé quatre travers de doigt sous le nombril, à l'intérieur du ventre.

Ainsi toutes ces couleurs descendent et se rejoignent sous la forme de petites sphères lumineuses qui se trouvent au point du « champ de l'élixir ». Elles vont se mettre à tourner très vite, à tel point qu'on ne peut plus les reconnaître l'une de l'autre. Elles formeront ensuite une sphère lumineuse de couleur or qui va remplir tout l'abdomen.

Et nous resterons, quelques instants en totale relaxation.

RECEVOIR LA LUMIÈRE D'OR

En fait, les cinq couleurs sont mêlées en une seule couleur extrêmement lumineuse que l'on appelle la lumière d'or ; on dit « or » parce qu'elle a un reflet d'or, pas vraiment coloré.

- Cette lumière d'or va descendre tout doucement vers le périnée sous la forme d'une petite sphère. Notre souffle est naturel, on ne va pas se servir du souffle pour modifier le trajet de cette petite sphère d'or. Arrivée au périnée, cette petite sphère va aller maintenant en direction du coccyx ; elle va grimper sur la colonne vertébrale, donc pas dedans, mais au-dessus, sur la peau, et on va monter cette petite boule, lumineuse et or, le long des vertèbres lombaires, le long des vertèbres dorsales, le long des cervicales.

- Cette lumière représente l'essence vitale des cinq éléments, qui nourrit les méridiens principaux. La petite boule lumineuse va redescendre par le front, au-dessus du front, sur le nez, sur l'arête du nez. La langue étant connectée à la racine des dents, elle va prendre le chemin à l'intérieur de la langue et descendre directement dans la gorge, et réapparaître au niveau de la peau, au-dessus du sein. Elle va descendre ensuite le long du sternum, juste au niveau de la peau, juste en dessous de la peau. Au-dessus de l'estomac, elle va rentrer au Dantian.

- Elle va de nouveau descendre au périnée, elle va faire un deuxième tour. Essayez simplement de ne pas la perdre, de bien garder votre concentration. Vous êtes détendu et concentré (concentré sur cette boule), essayez de ne pas la perdre pendant le trajet. Si vous n'avez pas trop chaud, essayez d'imaginer que cette boule apporte de la chaleur. En été, on peut aussi imaginer qu'elle est légèrement fraîche ; une manière d'essayer de contrôler la chaleur interne.

- Et on va lui faire décrire un troisième tour. Ensuite, la boule lumineuse, si elle n'est pas encore revenue, revient au Dantian. On va la faire monter tout doucement, le long du canal central, c'est-à-dire au milieu du ventre, au milieu de l'estomac, au milieu de la poitrine, elle ouvre le méridien central, le canal central, elle dispense son énergie dans toutes les directions, au milieu de la tête, au sommet du crâne. Elle apparaît une seconde au sommet du crâne et redescend. Même trajectoire, au milieu de la tête, du cerveau, de la bouche, de la poitrine, de l'estomac, du Dantian pour finir.

- Nous allons enfin garder l'image de cette sphère

lumineuse en plein centre du ventre, diffusant sa lumière et sa chaleur dans toutes les directions et déjà dans le corps.

- Donc, notre corps n'est plus rouge, ni vert, ni bleu, mais complètement lumineux, complètement transparent comme un cristal, avec au milieu du ventre cette boule lumineuse semblable à une sorte de diamant, très brillant.

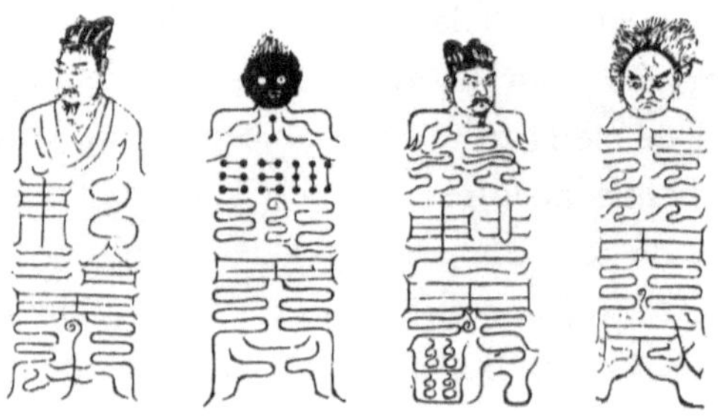

CHAPITRE 6

LINGBAO 3 : RELAXATION PROFONDE DES 3 CENTRES

Les taoïstes ont toujours considéré trois centres subtils importants où l'énergie vitale se mêle à l'énergie mentale : les Dantian ou trois champs de cinabre. La tradition les nomme les trois trésors (*Sanbao*) et décrit leur fonction de la manière suivante :

Les trois centres de cinabre sont ainsi le support de nombre de méthodes mettant en œuvre le souffle ou la visualisation dans le but d'éveiller l'énergie commandée par le centre correspondant. La médecine traditionnelle chinoise, rationaliste dans sa forme moderne, utilise peu ces centres. Ils jouent cependant un rôle important dans la médecine spirituelle taoïste et bouddhiste de la Chine

Nous avons aussi réalisé l'importance que les taoïstes accordaient à la juste harmonie des états émotionnels conflictuels et leur influence souvent néfaste sur la santé. Les enseignements traditionnels des grandes écoles monastiques taoïstes citaient souvent les « trois démons » ou trois blocages qui obstruaient les portes du bien-être de l'esprit et du corps. Ces trois blocages affectaient les trois centres de la manière suivante :

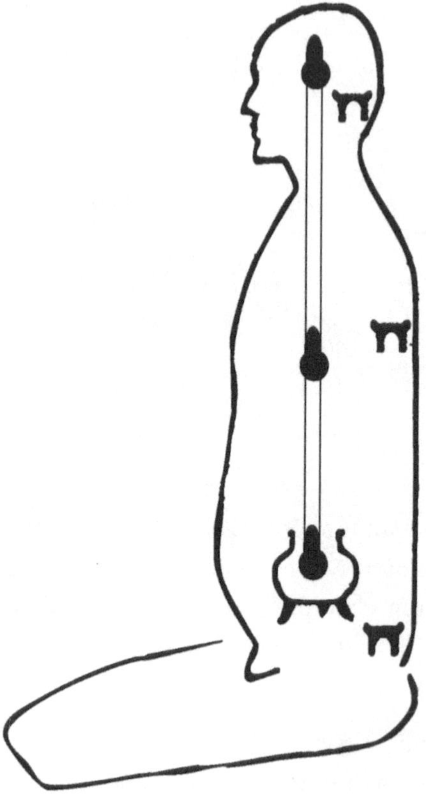

Les trois centres

- Le premier barrage affecte le centre du milieu du crâne, le « *Niwan* », par un désir insatiable de puissance et de pouvoir. Il nous contraint à nous quereller pour notre renommée et notre fortune. Ce schéma de pensée provoque une sorte de stress chronique qui va perturber notre façon de penser.
- Le deuxième blocage, logé au milieu de notre poitrine, correspond à notre volonté de « posséder » les choses. Ce type de pensée permanente engendre donc une

anxiété et une impatience qui semblent ne pas avoir de cause visible.

- Le dernier blocage est le désir de posséder sexuellement ou effectivement une personne (ou plusieurs) pour réaliser enfin ses rêves les plus secrets. Ce désir insatiable crée une tension importante qui perturbe les centres de conscience les plus subtils et élit domicile dans le centre du ventre. Il peut engendrer des peurs sans fondement et créer des troubles génitaux et du système hormonal.

PRATIQUE TAOÏSTE DE DÉTENTE DES 3 CENTRES

Cette courte relaxation permet de détendre tous les canaux subtils du corps, sur trois niveaux différents. Pratiquée au moins une fois par semaine, cette méthode permet de transformer ce que l'on appelle le Jing (l'essence hormonale) en Qi (en énergie vitale) consciente.

C'est un processus d'harmonisation, de relaxation, qui vise à calmer les émotions inadéquates, à produire une énergie beaucoup plus fixe, beaucoup plus raffinée, beaucoup plus spirituelle, et à régulariser les problèmes les plus importants liés à l'abus des cinq émotions. Ce processus peut être fait pendant une vingtaine de jours avant d'éveiller une certaine forme d'énergie beaucoup plus subtile. Il s'agit en quelque sorte une conclusion à la méthode d'accès un peu plus complexe des cinq rayons colorés.

Nous pouvons utiliser ces trois centres comme assise pour une harmonisation générale par les couleurs dans deux cas :

1. Comme complément à la méthode de points par les couleurs, à la fin de la séance pendant trois minutes

(une minute par centre). En agissant ainsi, nous élargirons l'action du soin énergétique et nous lui donnerons un caractère plus général.

2. Comme méthode complète de tonification et de soin global pour : tonifier les trois énergies, équilibrer le Yin et le Yang, calmer l'esprit et détendre les tensions profondes. On peut ainsi effectuer une session une ou deux fois par semaine pour maintenir la forme et éveiller l'esprit.

Le processus de régulation des trois centres est le suivant :

S'allonger sur un tapis ou un lit confortablement, la tête posée sur un oreiller.

- Se détendre quelques instants en observant le souffle naturel, sans tenter de le modifier. On peut, par exemple, compter les souffles.
- La pointe de la langue vient se placer à la racine des dents de la gencive supérieure, le menton est légèrement rentré, les yeux regardent au loin, droit devant, puis regardent plus près, à trois mètres, dans l'espace, ensuite les yeux se ferment doucement tandis que le regard intérieur revient dans le corps.
- La respiration est naturelle, à chaque inspiration, le ventre se gonfle un peu, à chaque expiration, le ventre se rétracte un peu, de façon naturelle, sans essayer de changer le rythme de la respiration, juste en observant et en décontractant le diaphragme et le ventre.
- Puis poser sur le front, entre les sourcils en contact avec la peau, une petite pierre de lune (la forme taillée en cube est la meilleure pour ce genre de travail).
- Laisser la pierre pendant trois minutes environ, en

visualisant l'énergie blanche de la pierre pénétrer du front vers le centre de la tête et ouvrir tous les vaisseaux et canaux subtils, diffusant une onde bienfaisante de guérison d'abord dans la tête puis dans tout le corps. Effectuer ainsi au moins sept respirations profondes, sans bruit ; la respiration doit être faite silencieusement et la concentration totale sur le diamant transparent, blanc, à l'intérieur de la tête.

- Puis amener la concentration, la sensation, vers le champ de cinabre médian, il est situé à peu près à la hauteur des deux seins, en plein centre de la poitrine. Enlever la pierre de lune puis poser au milieu de la poitrine, entre les seins, un petit béryl bleu. On imagine ici que l'on visualise un saphir bleu transparent.

- Effectuer de nouveau sept respirations naturelles et silencieuses, tandis que la concentration de la conscience et des sensations est fixée sur le champ de cinabre médian et sur le saphir bleu.

- Laisser la pierre pendant trois minutes environ, en visualisant l'énergie bleue de la pierre pénétrer de la poitrine vers le centre du torse et ouvrir tous les vaisseaux et canaux subtils, en diffusant une onde bienfaisante de guérison d'abord dans la tête puis vers le reste du corps.

- La conscience vient maintenant se lover au milieu du ventre, exactement à quatre travers de doigt sous le nombril. Placer sur ce point un petit grenat.

- Puis visualiser la lumière rouge pénétrer à l'intérieur du ventre, en plein centre du ventre, pas sur la peau, à l'intérieur du ventre, vers le champ de cinabre du ventre que l'on appelle souvent le Dantian. On y visualise un rubis transparent éclatant, pur, de couleur rouge.

- Pratiquer de nouveau sept respirations tranquilles et silencieuses. Enlever le lapis-lazuli, puis poser au milieu de l'abdomen trois travers de doigt sous le nombril, un petit grenat.
- Laisser la pierre pendant trois minutes environ, en visualisant la couleur rouge de la pierre pénétrer de la surface du ventre vers le centre de l'abdomen et ouvrir tous les vaisseaux et canaux subtils, en diffusant une onde bienfaisante de guérison d'abord dans la tête puis dans tout le corps.
- Terminer la séance en enlevant la pierre et en vous relaxant quelques minutes en contemplant le souffle naturel.

Le travail sur le centre supérieur renforce la force de l'esprit, avive l'intelligence et la perception juste des choses. Celui sur le centre médian fortifie l'énergie vitale (Qi), ouvre le cœur et calme les émotions conflictuelles, enfin, le travail sur le centre abdominal augmente le potentiel vital, les réserves d'énergie et stimule le système immunitaire.

L'ÉTOILE POLAIRE SPIRITUELLE

Depuis les temps antiques, le taoïsme et en particulier le taoïsme populaire ont utilisé l'énergie des planètes, des étoiles, du soleil et de la lune afin de purifier et de stimuler le corps énergétique.

Les taoïstes considèrent en effet que les étoiles portent une énergie subtile capable de nettoyer en profondeur les canaux et en particulier les canaux subtils du système des méridiens.

Ainsi, dans le taoïsme populaire, dans la religion taoïste, on utilisait l'énergie des étoiles pour chasser les mauvaises énergies, que l'on appelait aussi les « mauvais esprits ».

Par exemple, l'énergie des étoiles et de l'étoile polaire était utilisée dans les convalescences. Lorsque les médicaments ou les médecines par les plantes n'agissaient plus suffisamment, on utilisait une prière dirigée vers l'étoile polaire et on exposait son corps vers celle-ci pour nettoyer le corps subtil.

On disait que les mauvaises énergies (les esprits mauvais) ne pouvaient supporter la lumière juste et correcte émise en particulier par l'étoile polaire, pivot spirituel de l'énergie universelle. On estime que ce luminaire peut ainsi aider la force vitale à se développer par une force magnétique et spirituelle intense.

Ainsi, si un taoïste sentait qu'il avait fait quelque chose d'incorrect ou de mal – une action négative –, il allait se repentir sous l'étoile polaire et la constellation du Chariot. Il s'agit en fait d'une très ancienne pratique secrète. L'étoile polaire était considérée comme une sorte de centre spirituel de l'univers.

Les anciens avaient établi une certaine hiérarchie spirituelle et matérielle basée sur le cycle annuel du mouvement apparent (géocentrique) de l'étoile polaire. Leur compréhension du cycle des quatre saisons liées aux phases des éléments s'appuyait sur les positions apparentes de la Grande Ourse dans le ciel au cours de l'année.

Les anciens taoïstes avaient aussi pressenti qu'il existait une sorte de force énergétique colorée, une force spirituelle chromatique liée à l'étoile polaire, qu'ils avaient nommée Ti, l'empereur, ou le centre spirituel, ou « centre divin unifié ». Ils percevaient ainsi de façon empirique que certaines constellations émettaient un type de vibration lumineuse capable de les purifier ou de les faire accéder à une connaissance supérieure.

Dans les pratiques spirituelles taoïstes anciennes, l'étoile polaire, la Grande Ourse, les vingt-huit constellations, le soleil et la lune, ainsi que les cinq principales planètes visibles du système solaire, les nœuds lunaires, étaient considérés comme porteurs d'une énergie naturelle et subtile.

L'étude des cycles de ces luminaires et de ces étoiles fait partie de la tradition taoïste, que cette tradition soit dirigée vers les soins

(il existe par exemple de nombreuses méthodes d'acupuncture ou de moxibustion qui s'appuient sur l'étude des cycles, et certains de ces cycles sont basés sur les mouvements observés à partir de la terre, les mouvements de l'étoile polaire, et bien sûr aussi les mouvements lunaires et les mouvements du soleil) ou vers les méditations.L'étoile polaire et la constellation du chariot

CHAPITRE 7
CITATIONS DU LINGBAO

Zhong-Lü Chuandaoji

*«Commencez par le foie. Lorsque le foie reçoit le
Qi son éclat s'exprime à travers les yeux, qui
se mettent à étinceler. Lorsque le cœur reçoit
le Qi, la bouche génère un fluide vital pur,
qui se transforme bientôt en neige blanche.
De là, passez à la rate. Lorsque la rate reçoit
le Qi, la chair devient rose comme la graisse
coagulée, et toutes les marques et cicatrices
disparaissent pour de bon.*

*Viennent ensuite les poumons. Lorsque les
poumons reçoivent le Qi, le nez perçoit des
parfums céleste et le teint se pare d'une
apparence jeune. Ensuite, il y a les reins.
Lorsque les reins le reçoivent, l'élixir
retourne à sa maison d'origine, les oreilles
entendent à l'infini le son des cordes et des
cors, et les cheveux abandonnent toute
couleur grise ou blanche. C'est ainsi que le
liquide de jade soutient la forme physique.*

La Terre contrôle l'eau. Quand le liquide doré repose sur la terre, il fait rayonner l'Empereur Jaune, fusionnant ainsi avec le grand Yin. Le feu contrôle le métal. Lorsque le liquide doré coule dans le feu, il fait naitre l'enfant écarlate qui alors rejoint le foyer alchimique, générant le Qi violet-pourpre. Le feu issu de l'eau démontre que tout Yin est dissous dans le Yang. Par cette transmutation de l'élixir d'or dans la Cour Jaune, on affine l'esprit Yang dans le Qi des cinq organes.

Ainsi, le Qi vert monte dans le foie, le Qi blanc dans les poumons, un éclat rouge se manifeste dans le cœur, le Qi noir se déplace vers le haut des reins, et une couleur jaune sort de la rate. Lorsque tous les cinq Qi se déplacent au centre, ils suivent le feu empereur et entrent dans la Cour Jaune.»

NOTES

2. LA DAME DU MONT AUSTRAL ET LES 5 COULEURS DE GUÉRISON

1. . Thomas Cleary, *Le Secret de la fleur d'or*, Éditions Pocket.
2. . La tendance moderne consiste à traduire Wu Hsing par le concept de cinq phases, nous avons cependant utilisé l'ancienne appellation pour des raisons de clarté.

4. LINGBAO 1 : QIGONG DES 5 PIERRES

1. . L'eau solarisée est obtenue en exposant au soleil de l'eau minérale trois à six heures dans une bouteille de verre teinté. On boit un demi-verre de cette eau deux fois dans la journée. Éviter de la conserver plus de vingt-quatre heures.

BIBLIOGRAPHIE

Agoston (G.A.), *Color theory and its* application *in* Art *and Design*, 2ᵉ édition, 1987.

Babbitt (Edwin D.), *Principles of Light and Color*, 1980.

Birren (Faber), *Principles of color; a review of past traditions and modern theories of color harmony*, Van Nostrand Reinhold, 1969.

Bouma (P.J.), « Physical Aspects of Colour », *American Journal of Physics*, 1971.

De Grandis (L.), *Theory and Use of Color*, Harry N. Abrams, 1986.

Ellinger (R.G.), *Color structure and design*, Van Nostrand Reinhold, 1980.

Graves (Maitland E.), *The Art of Color and Design*, McGraw Hill, 1951.

Edde (Gérard), *Cristallopuncture*, Éditions Dangles, 2007.

Edde (Gérard), *Les couleurs pour votre santé*, Éditions Dangles, 2008.

Itten (J.), *Art de la couleur : approche subjective et description objective de l'art*, Dessain et Tolra, Paris, 1981.

Küppers (H.), *Das Grundgesetz der farbenlehre* (Loi fondamentale de la théorie des couleurs), Dumont, 1982.

McLaren (K.), *The colour science of dyes and pigments*, 2e édition, Adam Hilger, 1986.

Munsell (Albert H.), *A grammar of color*, Van Nostrand Reinhold, 1969.

Nassau (K.), *The physics and chemistry of color: the fifteen causes of color*, John Wiley & Sons, 1983.

Rood (Ogden N.), *Modern Chromatics*, Van Nostrand Reinhold, 1973.

Wright (William D.), *The measurement of color*, 4e édition, 1969.

Birren (F.), *Color perception in art*, Schiffer Publishing, 1986.

Davidoff (J.), *Cognition Through Color*, Mit Pr, 1991.

Evans (Ralph M.), *The perception of color*, John Wiley & Sons, 1974.

Hochberg (J.), *Perception*, Englewood Cliffs, Prentice-Hall, Inc., 1978.

Mollon (John D.) et Sharpe (Lindsay T.), *Colour vision: physiology and psychophysics*, Academic Press, 1983.

Buchwald (J.Z.), *The Rise of the Wave Theory of Light*, University of Chicago Press, 1989.

Haken (H.), *Light: Waves, Photons, Atoms*, North-Holland, 1981.

Jaffe (B.), *Michelson and the Speed of Light*, Anchor Books Doubleday & Company, 1960, réimpr. 1979.

Jenkins (Francis A.) et White (Harvey E.), *Fundamentals of Optics*, 4ᵉ édition, McGraw-Hill, 1976.

Morris (R.), *Light*, Bobbs-Merrill, 1979.

Sabra (A.I.), *Theories of Light from Descartes to Newton*, Cambridge University Press, 1981.

Sobel (Michael I.), *Light*, University of Chicago Press, 1989.

Walker (J.) (introduction de), *Light and its uses: making and using lasers, holograms, interferometers, and instruments of dispersion: readings from Scientific American*, W. H. Freeman, 1980.

Allison (J.), Blatt (Sidney J.) et Zimet (Carl N.), *The Interpretation of Psychological Tests*, Harper & Row, 1968, réimpr. 1988.

Anastasi (A.), *Psychological Testing*, 6ᵉ édition, Macmillan Publishing, 1988.

Brown (Frederick G.), *Principles of Educational and Psychological Testing*, Holt, Rinehart and Winston, 3ᵉ édition, 1983.

Exner (John E.), *The Rorschach: A comprehensive system*, 2 volumes, Wiley, 1982-1986.

Rickers-Ovsiankina (Maria A.), *Rorschach psychology*, 6ᵉ édition, 1977.

Schafer (R.), *Projective Testing and Psychoanalysis*, International Universities Press, 1967.

DU MÊME AUTEUR

DERNIÈRES PARUTIONS

Qigong de Shaolin Editions Dangles

ABC de Médecine énergétique Editions Grancher

Traité de Qi Gong - Un art de santé intégral - Editions Dangles

FUTURES PUBLICATIONS

Nouveau Traité d'Ayurveda Editions Trédaniel (2020)

Légendes du Tao Les Guides du Dragon (2020)

Feng Shui taoïste des formes et paysages Les Guides du Dragon (2020)

Ginseng : manuel pratique Les Guides du Dragon (2020)

FORMATIONS, STAGES, LIVRES ET PODCASTS :

www.dragonceleste.com

www.dragonceleste.fr

www.yinetor.com